U0344456

中国人文标识 China

第三辑

中医药

东方智慧之学

李 健 薛晓鸥 |著

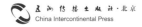

五洲传播出版社·北京
China Intercontinental Press

图书在版编目（ＣＩＰ）数据

中医药，东方智慧之学 / 李健, 薛晓鸥著. -- 北京：五洲传播出版社, 2022.8（2024.6重印）
　（中国人文标识）
　ISBN 978-7-5085-4848-7

Ⅰ.①中… Ⅱ.①李… ②薛… Ⅲ.①中国医药学—普及读物 Ⅳ.①R2-49

中国版本图书馆CIP数据核字(2022)第126527号

作　　者：李　健　薛晓鸥
图　　片：刘凤玖　图虫创意/Adobe Stock
出版人：关　宏
责任编辑：梁　媛
装帧设计：山谷有鱼　张伯阳

中医药：东方智慧之学
出版发行：五洲传播出版社
地　　址：北京市海淀区北三环中路31号生产力大楼B座6层
邮　　编：100088
电　　话：010-82005927，82007837
网　　址：www.cicc.org.cn,www.thatsbook.com
印　　刷：北京市房山腾龙印刷厂
版　　次：2022年9月第1版第1次印刷　2024年6月第1版第2次印刷
开　　本：710mm×1000mm　　1/16
印　　张：11.25
字　　数：180千字
定　　价：68.00元

序

中医药是很多人既熟悉又陌生的领域。说它熟悉，是因为我们在日常生活中经常会接触到中药材：做饭用的生姜、咖喱中的香料、小茴香、花椒、桂皮；配菜用的紫苏、薄荷，等等。走进社区的中医诊所，你能体验针灸、推拿、拔罐等各种中医疗法。图书馆和互联网上，有大量关于中医药学的书籍、信息，供我们随时随地学习和了解中医药知识……说它陌生，是因为中医药学的理论体系和思维模式很独特，需要具备一定的传统文化基础才能准确理解。我们身边很多人的脑海中都有一些关于中医药的问题：中医治疗疾病的机理是什么？中医和现代医学的区别是什么？中医是不是一门科学？究其根源，是因为很多人对中医药知识知之甚少，甚至还存有误解。

中医学和印度医学、阿拉伯医学并称世界三大传统医学。在现代医学出现之前，世界各国人民依靠传统医学防病治病、益寿延年。在世界文明古国中，古埃及、古印度、古玛雅、古巴比伦都曾有完备的传统医学体系。然而，在现代医学的冲击下，传统医学不断萎缩直至消亡。但是，中医药学经历漫长的岁月冲刷和时代的跌宕，始终保持着强大生命力，延续至今。

中医药学从诞生之日起，就在不断地与瘟疫、伤病做斗争，默默守护着中华民族的健康。中医药学也是中华民族的一张重要文化名片，不仅直接影响了亚洲各国的医疗卫生体系，而且被华侨带到世界各地，为提高世界各国人民的健康水平做着贡献。

中医药学有完整的理论体系，与大自然相融合，取象运数，天人相应，并在传承中不断自我重构，以海纳百川的姿态"取今复古，别立新宗"(鲁迅《文化偏正论》)。因此,习近平指出:"中医药学凝聚着深邃的哲学智慧和中华民族几千年的健康养生理念及其实践经验,是中国古代科学的瑰宝,也是打开中华文明宝库的钥匙。"

一千多年前,天花肆虐,中国晋代名医葛洪给出"以毒攻毒"的解决方案,他发明的预防和治疗天花的方法收录在《肘后备急方》中。这本书也启发过当代诺贝尔奖获得者屠呦呦教授从中草药青蒿中提取出青蒿素。2003年的"SARS"疫情和从2020年持续至今的新冠肺炎疫情,中国的医学工作者充分发挥中医药学的优势,挽救了很多重症肺炎患者的生命。

如今,中医药的传播遍及全世界200多个国家和地区,在世界各地建立的中医药中心,有越来越多的外国人愿意尝试和接受中医治疗。中医学是中国的,也是世界的。

为了更好传播中医药文化,作者对中西医结合学科多年教学、科研、临床实践进行梳理和总结,对中医药学的历史渊源、基本概念、理论精髓、关键技术作了深入浅出的介绍,力求在保持专业性的基础上,用通俗易懂的语言、图文并茂的形式、趣味盎然的故事带领读者轻松走进神奇的中医药世界。

赠人玫瑰,手有余香,愿此书出版,帮助更多朋友走进中医药学,并借助这本书深入了解和体验中国传统文化的魅力。

作者于北京

2021年10月

目 录

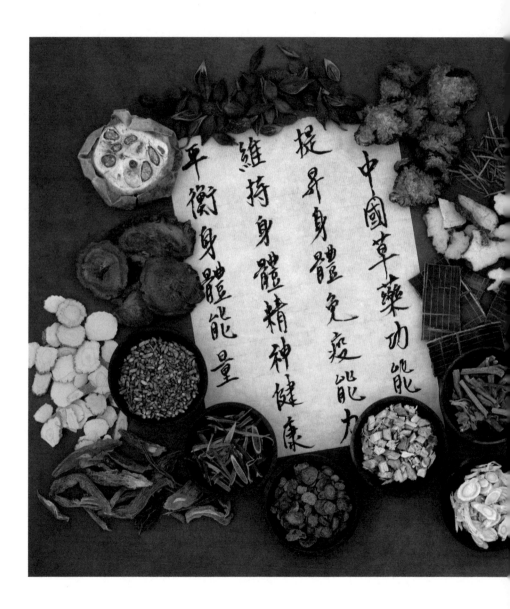

中國草藥功能
提昇身體免疫能力
維持身體精神健康
平衡身體能量

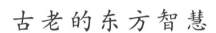

第一章

古老的东方智慧

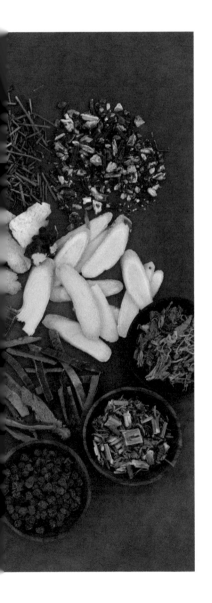

　　中医是不是科学？古老的中医理论是否能指导现代人的医学实践活动？人类已经拥有CT、核磁、窥镜等先进检测仪器，中医望、闻、问、切的诊断技术是否还有必要存在？中医医生手中的一碗汤、一根针究竟能起到什么样的疗效？就在现代人不厌其烦地讨论这些问题的时候，中医药正用先进的"生态医学"理论体系、叙事医学的巨大魅力、令人满意的临床疗效，向世界展示着古老的东方智慧。

中医药　东方智慧之学

✕

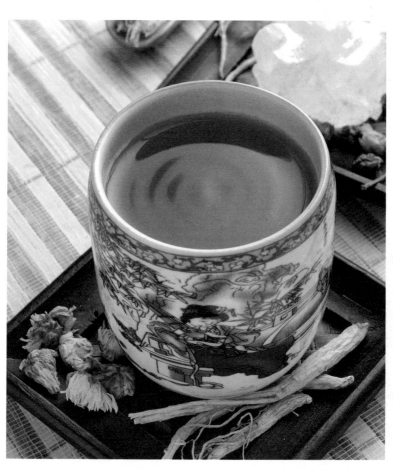

PART 01
从抗疫"战场"走出来的中医药

  2020年年初，农历庚子年春节的时候，一场猝不及防的新型冠状病毒（COVID–19）引起的肺炎疫情暴发，并迅速在全国蔓延。

  冠状病毒在自然界中广泛存在，用电子显微镜观察，病毒外壳有一圈"日冕"般冠状轮，又像中世纪欧洲王国的王冠，因此被命名为"冠状病毒"。它们中有些毒力弱，只会引起普通感冒，如鼻病毒；有些则能掀起恶性传染病的大爆发，如中东呼吸综合征冠状病毒（MERS–COV）、SARS冠

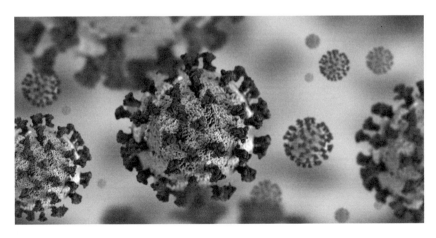

╳ 冠状病毒

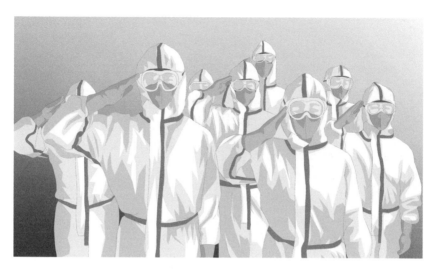

╳　奋战在抗击新冠肺炎疫情"一线"的中医"大白"

状病毒（SARS-COV）等。

面对新型病毒，没有特效药物，特异性疫苗在短时间内还无法研发出来，而现代医学的诊疗思路，只能采取对症处理和支持治疗。为了控制疫情，中国国家中医医疗队第一批中医专家进驻武汉。紧接着，先后有四批中医医疗队专家到达武汉。中医专家们经过仔细的辨证论治，迅速制订了防控新冠肺炎的中医方案，一个名叫"清肺排毒汤"的中药汤剂在隔离病房被广泛使用。临床疗效观察显示，服用清肺排毒汤后，患者咳嗽、鼻塞、流鼻涕、乏力、厌食、咽痛、腹泻等各类症状都有明显改善[1]。清肺排毒汤不仅能有效缓解症状、截断轻症和普通型肺炎向重症肺炎发展，显著提高治愈率、降低病死率，而且能促进恢复期患者的机体康复[2]。

为什么中医专家能在这么短的时间内确定处方？这个"中药汤"究竟有什么来头呢？

[1] 中药药理与临床，2020, 36（1）: 13-18。

[2] 引自《抗击新冠肺炎疫情的中国实践》。

清肺排毒汤

　　清肺排毒汤是由四首"古方"加减而成。四首古方均出自1800年前的一部中医经典著作《伤寒杂病论》，作者是被后人称作"医圣"的东汉医学家张仲景。张仲景从小就喜欢医学，年轻时曾拜名医为师，是中国古代伟大的中医药学家。他编著的《伤寒杂病论》是中国医学史上影响深远的古典医著，也是中国第一部临床治疗学方面的经典著作。该书在后世传承的过程中分成《伤寒论》和《金匮要略》两部，共收录经典方262首，被称作"经方"。

　　东汉末年曾爆发一场大瘟疫，发病率高、流行性强、死亡率高，被当时的人们称为"伤寒"。张仲景的中医经典著作《伤寒杂病论》就成于那

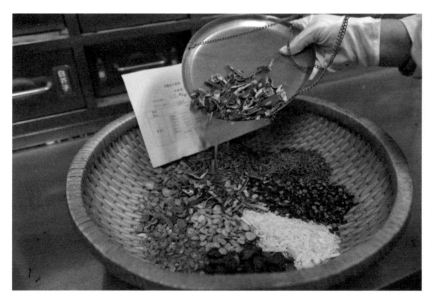

╳　清肺排毒汤配药

时。东汉以后，中国历史上又爆发过200多次瘟疫，每一次瘟疫流行都验证了"经方"的有效性，并进一步促进中医学理论的发展，最终在明清时期孕育出中医学另一个学术高峰——"温病学"。

连花清瘟

2020年4月，驻世界各地的中国使领馆陆续向中国留学生发放预防新冠肺炎的"健康包"。健康包中有一个用来预防新冠肺炎的中成药——连花清瘟胶囊。由于世界各地的中国留学生们纷纷在网上"晒"健康包，连花清瘟胶囊一夜间成了"网红"，销量剧增、供不应求。病毒无国界，随着新冠病毒在全球蔓延，世界各国民众开始关注中医药、关注中国经验和中国方案，连花清瘟胶囊（颗粒）就这样很"高调"地得到西方世界的关注。

连花清瘟胶囊组方由张仲景《伤寒论》的麻杏石甘汤以及《温病条辨》里的银翘散组成。组方中最重要的两味药是连翘和金银花，所针对的疾病是瘟疫类疾病，因此取"连"字和"花"字，合起来就叫"连花清瘟"。

连花清瘟胶囊从诞生之日起就担当起抗击各类传染病的重任。在2009年H1N1甲型流感的防治中，连花清瘟胶囊的临床疗效得到医学专家的一致认可。试验结果表明，连花清瘟胶囊对H1N1病毒的抑制作用与达菲（奥司他韦）相当，在退热，缓解咳嗽、头痛、肌肉酸痛和乏力等方面优于达菲[3]。2015年，连花清瘟胶囊获得美国FDA批准开展II期临床试验，这是我

---

[3] Natural herbal medicine Lianhuaqingwen capsule anti-influenza A（H1N1）trial: a randomized, double blind, positive controlled clinical trial. Chin Med J. 2011 Sep;124（18）:2925-33.

国第一个进入美国FDA临床研究的治疗流感的中药。

在2020年抗击新冠肺炎疫情中，连花清瘟胶囊同样有出色的临床疗效。钟南山院士亲自主持的一项"随机、对照、双盲"临床试验结果表明，连花清瘟胶囊配合常规西药治疗新冠肺炎的总有效率达91.5%，且没有任何不良反应[4]。随着国外疫情的发展，中国向世界各国派出抗疫医疗专家组，连花清瘟胶囊作为重要援助物质之一，随中国专家组走向世界各地。

随着连花清瘟胶囊的"走红"，藿香正气胶囊（水、口服液）、金花清感颗粒、疏风解毒胶囊、板蓝根颗粒、双黄连口服液、喜炎平注射液、血必净注射液、热毒宁注射液、痰热清注射液等中成药也加入全球抗疫的战斗中，让世界切实感受到中医药出色的临床疗效和独特的魅力。

---

［4］Efficacy and safety of Lianhuaqingwen capsules, a repurposed Chinese herb, in patients with coronavirus disease 2019: A multicenter, prospective, randomized controlled trial. Phytomedicine. 2020 16:153242.

PART 02
青蒿素里的中医智慧

2015年10月，诺贝尔生理学或医学奖揭晓。中国中医科学院中药研究所首席研究员屠呦呦教授成为第一位获此殊荣的中国人，获奖的理由是发现了青蒿素，有效降低疟疾患者的死亡率。

疟疾是一种传染性很强的传染病，病原体称作疟原虫，主要通过库蚊、伊蚊和按蚊传播，感染者表现为周期性发冷、发热、多汗，长期发作可引起贫血和脾肿大，甚至危及生命，中国民间称为"打摆子"。20世纪60年代，国外已经研发出抗疟药奎宁和氯喹，但是受当时国际形势的影响，中国无法获得充足的药物，疟疾流行的形势严峻。为此，中国政府组织全国的科研力量联合攻关，寻找抗疟药物。屠呦呦课题组接受的科研任务是从600多种中草药中提取并筛选抗疟药物。

经过多次实验，结果并不理想，课题研究一度陷入僵局。一次偶然的机会，屠呦呦读到东晋名医葛洪编著的《肘后备急方》，书中记载"青蒿一握，以水二升渍，绞取汁，尽服之，可治久疟"。《肘后备急方》的这段话包含三个关键点：一是中药青蒿可以抗疟，二是药物和水的比例，用手能握住的药材量，加入二升水；三是药物提取条件是浸渍后绞汁。

《肘后备急方》中古老的中医学智慧让屠呦呦教授获得启发，推测青蒿中含有抗疟的活性成分，但不能用常规加热蒸煮的方法提取，需要建立一种新的低温萃取工艺。后来，屠呦呦带领的科研团队从中药青蒿里提取出抗疟活性接近100%的化合物——青蒿素。用于提取青蒿素的主要原料是大头黄花蒿，其新鲜叶片的青蒿素含量最高，主要产地在重庆酉阳。

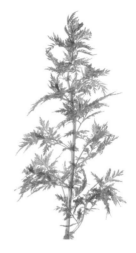

面对记者采访，屠呦呦说："传统中医药博大精深，中医药的精髓值得科研工作者去发现、探索和研究"。[5]

❌ 大头黄花蒿

抗疟药青蒿素的发现是中医药对全人类的贡献，也深刻启发现代人去探究中草药更多的价值。

《肘后备急方》

《肘后备急方》最早叫《肘后救卒方》，简称《肘后方》。"肘后"字面意思是胳膊肘后面。魏晋时期的服饰是宽袍大袖，袖子里面靠近胳膊肘的位置常会缝一个口袋，用来存放一些小的物件，方便随时取用，因此常用

---

[5]《呦呦有蒿》，中国科学技术出版社，2015年。

"肘后"指代随身携带的物品。"备急方"的意思就是随身携带的医书药方，类似现代的"急诊处置手册"。

《肘后备急方》的作者是东晋著名道教医学家葛洪。葛洪生于西晋末年，自幼喜欢修道成仙。早年在朝廷作过官，晚年隐居在惠州的罗浮山炼丹、著书。葛洪的著作很多，涉及道家炼丹术、养生成仙术、医学和药物学等多个领域。不过，大多著作都已散落、流失，流传至今的是葛洪的代表作《抱朴子》和《肘后备急方》。

葛洪是世界上最早观察、记录和治疗传染病的医学家。除了记录青蒿抗疟，葛洪还在《肘后方》里详细记录了发生在西晋永嘉四年（310年）的"天花"疫情，认为该病的病因是一种"恶毒气"或"疠气"，并记录了几种治疗方法，例如：用蜂蜜涂抹全身，用蜂蜜水煮升麻饮用，用酒浸渍升麻后涂抹疮面等。《肘后方》里还有很多治疗狂犬病的方法，其中有一个很有创造性的方案：取疯狗的脑浆敷在被咬人的伤口上，称为"以毒攻毒"法。该方法直接促进了明、清两代"人痘接种术"的推广和普及。

PART 03
"毒死"白血病的中药

有一味剧毒的矿物药，名叫砒霜，又称信石。在文学作品中，它还有个美丽的名字"鹤顶红"。砒霜是砒石加热升华得到的精制品，化学成分是三氧化二砷。北宋的《开宝本草》、明朝李时珍的《本草纲目》都对砒霜的药性有详细记载，常被当作毒药的代名词。不纯的砒霜往往带有红色或红黄色的块状结晶或颗粒，其中含有少量的硫化砷，俗称红砒或红矾。经提取的纯净的砒霜为白色霜状粉末，性大热，味辛、酸，剧毒，归肺、脾、胃、大肠经。

除了砒霜，还有另外几个含砷的中药，如雌黄，又称砒黄，化学成分是三硫化二砷；雄黄，化学成分为二硫化二砷。

砒霜抗癌先驱张亭栋

1973年4月，一篇题为"癌灵注射液治疗6例白血病初步临床观察"的科研论文在《黑龙江医药》发表，第一作者是哈尔滨医科大学附属第一医院中医科的张亭栋。该研究的结果是：以砒霜为主要成分的复方中药"癌灵注射液"治疗6例白血病患者，显效率100%，其中一例痊愈。这项研究很快就引起研究者的极大关注，"癌灵注射液"也成了万众瞩目的焦点。

1979年5月，张亭栋在《黑龙江医药》上再次发表研究论文，报道了"癌灵注射液"配合中医辨证论治，治疗55例白血病的临床研究，有效率为70%，其中有12例痊愈。这项研究为中医药治疗白血病提供了思路，开创了砒霜治疗白血病研究的先河。

复方黄黛片

复方黄黛片是由著名中医血液病专家黄世林教授研制的纯中药复方制剂，主要成分为雄黄、青黛、太子参和丹参，组方原则为驱邪扶正，这也和砒霜抗癌的学术观点一致。复方黄黛片一经问世便得到医学界的广泛重视，陈竺院士和陈赛娟院士组织研究团队经过系统研究，深度解析了该药的作用机制。

2008年3月25日，陈竺带领的科研团队在美国《国家科学院院刊》（PNAS）发表复方黄黛片治疗急性早幼粒性白血病分子机制的文章，明确提出雄黄是复方黄黛片最关键的组分，在中医学中称为"君药"，丹参和太子参是臣药，青黛为佐使药。同时，陈竺与王振义合作研究了复方黄黛片与西药维甲酸联合治疗急性早幼粒细胞白血病的作用机制，获得全美圣捷尔吉癌症研究创新成就奖，同时瑞典皇家科学院授予陈竺教授舍贝里奖。陈竺院士说："这是古老的中医学的智慧，是传统医学与现代医学结合的成果"。

PART 04
香飘海外的中医药

中医学具有科学与文化双重属性,是建立在中国传统文化基础上的医学体系。中西方文化的差异,让中医走向世界的过程中充满波折和挑战。

刮痧

2001年上映的电影《刮痧》,讲述东西方文化冲突所带来的种种困境。影片中,许大同先生5岁的儿子丹尼斯突然肚子痛、发烧,爷爷因为看不懂药品上的英文说明,情急之下用中医刮痧疗法给丹尼斯治病。刮痧后,丹尼斯的身体出现一道道青紫色"瘀斑",被美国人误认为是"受虐"所致。随后一场从天而降的官司把这个幸福家庭拖入各种麻烦之中……电影上映后,一度引起国际范围内的热议,也促使世界各国的民众对古老的中医药学产生浓厚兴趣。越来越多的外国朋友开始关注神秘的经络、针灸和中药。

其实,刮痧是在中医经络腧穴理论指导下,使用不同材质和形状的刮痧器械,在体表进行相应手法的刮拭,以达到防治疾病的目的。刮痧疗法

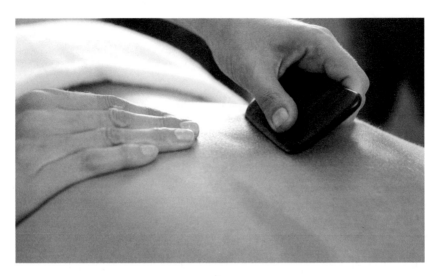

✕ 刮痧

可追溯到旧石器时代的"砭石疗法",最早的刮痧工具就是砭石。随着时代发展,水牛角、玉石、木头等材质也逐渐被采用。

走向世界的针灸

2017年年初,中国国家主席习近平在瑞士日内瓦访问世界卫生组织,与世界卫生组织总干事陈冯富珍共同出席了中国政府向世界卫生组织赠送针灸铜人的仪式,并为针灸铜人揭幕。

中国政府向世界卫生组织赠送的针灸铜人雕塑,高1.8米,是仿照中国国家博物馆馆藏"清·光绪针灸铜人"文物3D打印制作而成。中国历史上最早的针灸铜人是"宋·天圣针灸铜人",铸造于宋仁宗天圣五年

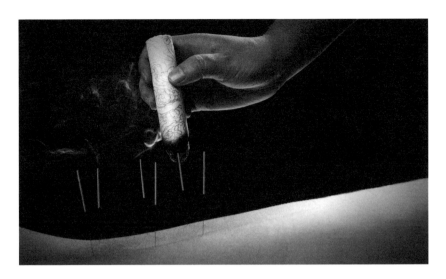

✕ 针灸

（1027年）十月，主持这项工作的人是当时任职于医官院的著名医学家王惟一。

　　针灸能在世界范围内推广和普及，与一次外交事件有关。1972年2月，美国总统尼克松访问中国，访问期间观摩了一台由针刺麻醉的外科手术。随同参观的美国记者现场把针刺麻醉的画面传送到美国，引起极大轰动，在美国掀起一场"针灸热"。不久，美国有50个州通过立法，承认针灸的合法地位。1979年，世界卫生组织向全世界推荐了43种针灸治疗的适应证，如偏头痛、贝尔面瘫、带状疱疹、中风后遗症、抑郁、运动损伤、消化系统疾病等。2010年，中医针灸被成功列入世界非物质文化遗产代表作名录。

　　目前，世界上有183个国家在应用针灸疗法。世界卫生组织通过的"2014–2023年传统医学战略"中提出，针灸疗法作为重要的传统疗法之一，将帮助全人类减少病痛的折磨，构建"绿色"医学观念。

奥运会上的"红圈"

2016年里约奥运会，美国著名游泳运动员菲尔普斯带着一身"罐"印取得了5枚奥运会金牌。这些因为拔火罐儿留下的"红圈"引起各国媒体的热议，也极大地宣传了中医传统疗法的神奇疗效。

拔罐儿又称拔火罐儿，是以罐子为工具，利用火的燃烧排出罐内空气，造成负压，使罐子吸附于身体某个部位，刺激人体经络，达到疏通经络、活血化瘀的目的。

拔罐儿的操作方法简单易学，最常用的方法是哪儿痛就在哪儿拔罐儿，也可以在后背脊柱两侧的背俞穴拔罐儿，促使脏腑的阴阳气血调和。如今，很多中国家庭都备有"火罐儿"，用这种方法自我防病、治疗。

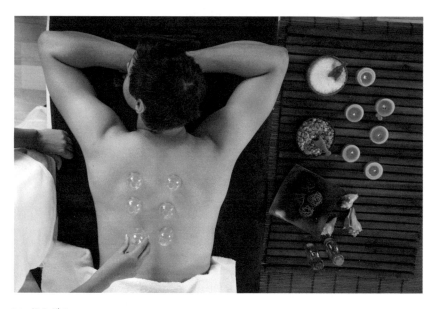

✕ 拔火罐儿

中医药助力中国航天

2008年9月28日，"神舟七号"载人航天飞船顺利返回地球。这次飞船的主要任务是完成出舱作业，这是中国航天史上的第一次。在太空中，宇航员不仅要克服眩晕、疲劳、呕吐、头疼、失眠等症状，还要忍受空间失重环境引发的心血管功能失调、免疫力下降、骨盐丢失、红细胞下降等反应。

2006年，北京中医药大学王绵之教授来到航天城，为航天员把脉、辨体、辨证、开方调理。经过大量观察和试验，王绵之教授带领团队研发出一种中成药，命名为"太空养心丸"，专门用于航天员预防"太空病"。神舟七号的航天员首次随身带着"太空养心丸"进入太空，被很多媒体称为神舟飞船里的"秘密武器"。航天员的各项生理、生化指标检测结果表明，中药能改善航天员的心血管功能，提高整体免疫力，加强身体机能，防治空间运动病。

中医药在载人航天领域中的应用，催生了一门新兴学科——航天中医药学。自此，古老的中医智慧与现代高科技实现了完美对接。历久弥新的中医药再次引起国际关注。

蜚声海外的中成药

清凉油，又称万金油，组分主要有薄荷脑、薄荷油、桉叶油、樟脑、丁香油等，发明人是福建客家人胡文虎，因此最初用"虎标"作为清凉油

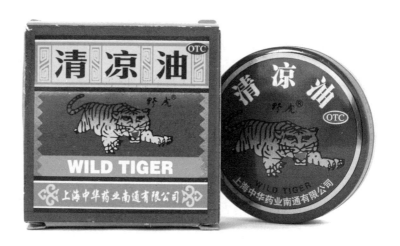

的商标。清凉油能清凉散热、醒脑提神、镇痛止痒，对蚊虫叮咬、轻度烫伤、晕车晕船、伤风、头痛、中暑、腹痛、便秘都有治疗效用，可以说是"居家旅行必备良药"。

藿香正气散出自宋代《太平惠民和剂局方》（简称《局方》），目前常用的剂型包括藿香正气水、藿香正气胶囊、藿香正气滴丸等。其中藿香正气水通常用来治疗寒湿所导致的腹泻、呕吐等胃肠型感冒。户外运动时口服藿香正气水可预防中暑，外用涂抹可用来治疗湿疹、头癣、手足癣、灰指甲，酒后服用可以止吐、顺气、醒酒。

目前，藿香正气口服液已经获得准入许可证，在新加坡、马来西亚、印度尼西亚、文莱、泰国、美国等10个国家和地区销售。

云南白药，原名"曲焕章百宝丹"，由云南民间医生曲焕章于清光绪二十八年（1902年）研制，被称作疗伤圣药，有活血散瘀、消肿止痛、祛风除湿的作用，可以用于跌打损伤、瘀血肿痛、风湿疼痛等症。现代医学还证明，云南白药具有增强机体免疫力、增加心肌营养性血量等神奇功效，可用来治疗慢性咽炎和口腔溃疡，效果很神奇。问世以来，云南白药以其神奇的功效被誉为"中华瑰宝，伤科圣药"。其配方和制作工艺也被列为国家机密。

马应龙痔疮膏，又称马应龙麝香痔疮膏，组方主要含有冰片、炉甘石、人工牛黄、硼砂、人工麝香、珍珠、琥珀等中药材。这个配方最早是用来医治眼病的，在清代就形成了很有影响力的品牌"马应龙眼药"。传闻，有一个得了痔疮的人，情急之下把这款"马应龙眼药"涂抹在患处，竟然治好了难言之隐。当时的掌门人马惠民顿时来了灵感，迅速研发出一款治疗痔疮的药膏，命名为"马应龙麝香痔疮膏"。马应龙痔疮膏被世界各地使用者赞美为"来自东方的神奇力量"。

走向世界的中医药

传统中医药承载着中国古人的智慧和经验，有许多传统中药制剂因为用途广、疗效显著、起效快，深受世界各地人们的喜爱，成了居家、旅行必备物，也成了朋友间交往常用的伴手礼。

2019年5月20日，中国的中医药代表在瑞士日内瓦出席了第72届世界卫生大会。这次大会通过了一项重要决议：将中国、日本、韩国和世界其他地区应用的中医药纳入其最新修订的《国际疾病分类第11次修订版（ICD-

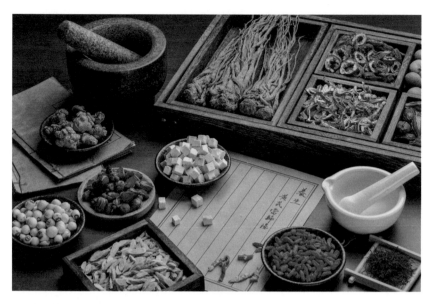

✕ 中医药

11）》。这个决议标志着传统医学被平等地纳入医学体系中，可以在同样的标准下评价传统医学的有效性、安全性、治疗费用等信息，从此传统医学将有国际标准化的统一口径，对促进传统医学的发展和研究将起到重要的推动作用。为此，《自然》杂志刊登了题为"Why Chinese Medicine is heading for clinics around the world"的文章，对世界卫生组织（WHO）的此次创举做了深入解读，引发世界各国的关注。

随着"生物—心理—社会"医学模式的提出，现代医学理念正在发生一场前所未有的大变革。WHO提出21世纪人类医学的发展方向：从疾病医学向健康医学发展，从侧重治疗向侧重预防发展，从对病原的对抗治疗向整体治疗发展，从对病灶的改善向重视生态环境的改善发展，从群体治疗向个体治疗发展，从生物治疗向身心综合治疗发展，从强调医生的作用向重视病人的自我保健作用发展，从以疾病为中心向以病人为中心发展。

这些医学理念的转变与中医药学顺应自然、天人相应、整体观、治未病等理念高度一致，与中医以人为本、三因制宜、辨证论治的个体化医疗模式完全耦合。以"生命为中心"的传统医学理念开始受到重视，医道唯实、中西同途。

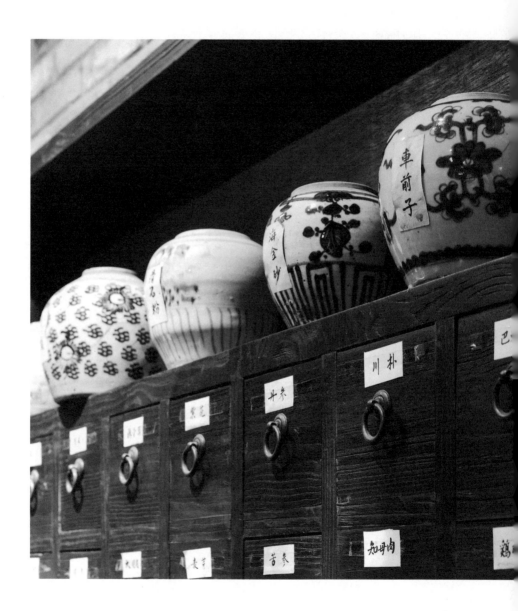

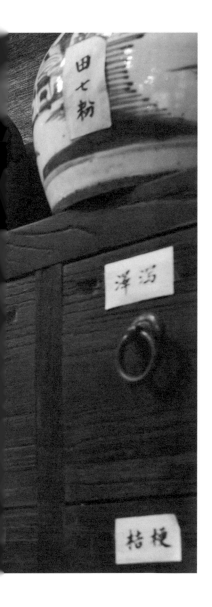

第二章

中医药发展简史

尽管不同民族和国家存在文化差异，文明发展的时间也有很大不同，但早期的医学形态基本相似，都从神灵、巫术的泥沼里走出来，都经历了自然疗法和天然药物的应用，都出现过各异其趣的经验医学体系。不同的，中医药学在建立之初就形成了强大的适应力和生命力。

中医药　东方智慧之学

✕

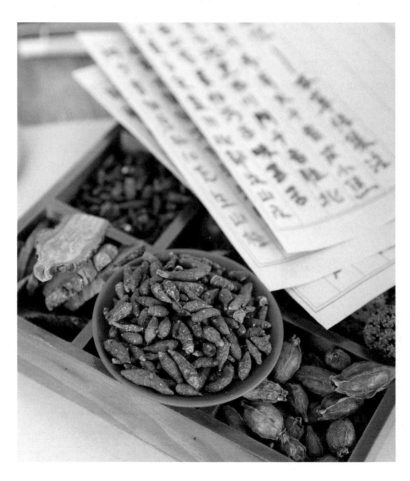

PART 01

藏在神话里的中医药起源

"中医药学以中国传统文化为母体，历经五千余年的发展、演化，形成了具有宏大理论体系、完备医学技术和方法、强大生命力的独特医学形态，也深刻影响着亚洲及世界各国传统医学的发展。"

——美国民俗学家 W. Brunvand（布鲁范德）

伏羲制八卦

甘肃省天水市秦州区的西关坐落着一座规模宏大、保存完整的明代建筑群——伏羲庙。河南省周口市淮阳区也有一座历史悠久的伏羲陵庙。每年都有来自世界各地的华人虔诚地来这里祭祀，纪念中华民族的共同始祖——伏羲。

传说，伏羲模拟日月星辰的运行和白天夜晚的交替变化，用一根长棒（—）代表阳，用两根短棒（— —）代表阴，画出了人类历史上第一个描述大自然运行规律的符号，这两个符号称作"两仪"。他把代表阴阳的两根棒两两组合，用☰表示白天正中午时的太阳，是阳中之阳，代表南方；用☷表示午夜的月亮，为阴中之阴，代表北方；白天太阳悬挂在上空，用☳表示，代表少阳和东方；夜晚则是月亮悬挂在上空，用☴表示，代表少阴和西方，这四个符号称作"四象"。伏羲又在四象符号上面分别填上一根—和一根- -，从而衍生出八个符号，分别是☰（乾）、☷（坤）、☵（坎）、☲（离）、☳（震）、☴（巽）、☶（艮）、☱（兑），分别代表南、北、西、东、东北、西南、西北、东南八个方位和天、地、水、火、雷、风、山、泽八种自然现象。这就是著名的伏羲八卦，又称先天八卦，它蕴含着阴阳对立统一的宇宙万物运行规律，奠定了天人合一、生生不息的中国传统哲学的基本思想，成为后世中医学理论哲学思想的主要文化根基之一，直接影响并决定了中医学理论体系的建立和中医临床技术的形成。

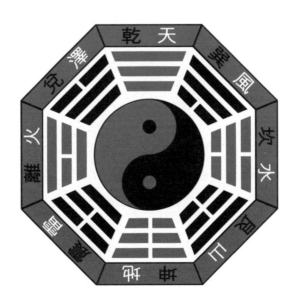

╳ 八卦

《神农本草经》

在中国，"神农尝百草"的故事可以说是家喻户晓。神农也叫神农氏，因摸索出播种五谷的方法，被尊称为中国农业的始祖，又因亲尝百草，区分出哪些能吃，哪些不能吃，哪些是能医治疾病的药物，被后人尊称"药王神"。后人还把他尝百草的地方称作"神农架"，在他出生和曾经活动的地方修建炎帝陵庙。此外，让后人世代相传，永远记住这位中医药发明者的还有一本以他名字命名的药学专著《神农本草经》。

《神农本草经》简称《本经》，是中国现存最早的药学专著。大多数学者认为，《神农本草经》由东汉时期的医学家集体创作而成，假托神农的名号，是为了显示书的价值和地位。由于战乱等原因，《本经》原书流传到

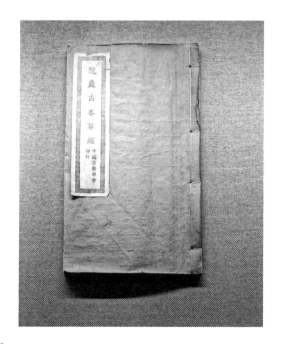

✕ 神农本草经

唐朝就散失了。现在所见到的版本是清代的学者孙星衍、顾观光等人从宋代的《经史证类备急本草》（简称《证类本草》）、南北朝时期的《本草经集注》以及明代的《本草纲目》中辑录编写而成的，称作"辑本"。《本经》的问世标志着中药学理论体系初步建构形成，与《黄帝内经》《难经》《伤寒杂病论》并称中医四大传统经典著作。

《本经》共有13000字，分序录、上卷、中卷、下卷四个部分，收录了365种药，其中植物药252种、动物药67种、矿物药46种。根据药物功效的不同，分为上、中、下三品。上品药（上药）共120种，无毒、可益气轻身，用于养生、保健、益寿延年，是"养命"的药。中品药（中药）共120种，部分药有毒，主要用于除病补虚，是用来"养性"的药。下品药（下药）共125种，大多有毒，不适宜长期服用，主要用来驱除体内寒热邪气和积聚类疾病，是用来"治病"的药。这个三品分类法是中国最早的药物分类方法，也是古代医生临床组方用药的指南，性质相当于现在的《药典》。

《神农本草经》的问世则是对汉代以前积累的药物知识和用药经验的系统总结，标志着本草学（中药学）理论体系初步建立。从《神农本草经》发端，中医药学形成了一座座"丰碑"：《证类本草》《本草纲目》等。

与中医学理论体系一样，中药学也是一个开放的、兼收并蓄的体系。从汉代的张骞出使西域和古丝绸之路的开通，到明代的郑和多次下西洋，外来药物源源不断地加入中药宝库中。

《黄帝内经》

全世界的华人都有一个共同的称号——炎黄子孙。其中的"炎"指的是炎帝，也就是神农，"黄"指的就是黄帝。

黄帝生活的时期正值中华文明的孕育期，农业、天文、历法、医学等领域的发明创造呈大爆发的态势。只不过，中国古人把这些文明成果都寄托在黄帝一个人身上。于是，黄帝成为一个时代的代表，一个凝聚中华文明的符号。正是这样的原因，后人假托黄帝之名编写了一部以生命科学为主体的百科全书式巨著《黄帝内经》（下文简称《内经》）。它既是一部中医学的奠基著作，也是中医学理论体系的高峰。在《内经》问世之后的两千多年里，不同时代的医家和医学流派在传承其理论体系的基础上，也进行了一定程度的发挥，但未有人真正地逾越了《内经》构建的理论框架。

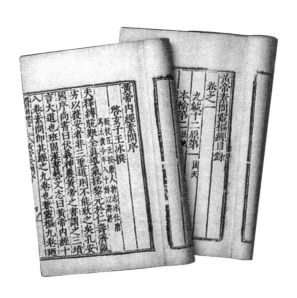

╳ 黄帝内经

相传，黄帝先后打败炎帝部落和蚩尤部落，成了华夏大地各个部落的共同首领。天下统一了，黄帝却时常因百姓遭受病痛折磨而忧心。

于是，一位名叫岐伯的智者对黄帝说："其实疾病并非上天的意旨，而是天地间邪气的侵扰，可以用药物和针灸等方法来医治。"岐伯还为黄帝逐一讲解人体结构、生理、病理，以及养生、防病的原则和理论。

如此你问我答，君臣二人围绕生命现象展开了深入而广泛的交谈。这场对话被后人记录并整理下来，编成旷世巨著《内经》。后人将黄帝与岐伯之间的对谈称作"岐黄问对"。因此"岐黄"也就成了《内经》的代名词，而岐黄之学也常常被用来代指中医学，岐黄学子则是中医从业者或中医学专业学生们的代称了。

我们现在能读到的《内经》分《素问》和《灵枢》两册，每册都包含9卷、81篇文章。这是经过唐代和宋代的学者补充、完善后的通行本。

《素问》主要讲述人体生命的基本理论问题。《灵枢》主要讨论经络和针灸疗法。除了讨论医学问题，《内经》还涉及哲学、天文、地理、气象、历法等自然科学，并用这些理论来推演和佐证中医医理。中国历代医学家都尊称《内经》为"医家之宗"，强调《内经》是中医药学理论的源头，是最具权威的中医学经典著作，是每个学习中医的人必读的中医典籍。

《内经》是名副其实的百科全书，从天文历法到地理物候，从社会学、心理学到养生保健学，从文学到数学……不同专业背景、不同职业的人都能在《内经》里找到灵感。如今，《内经》已经被翻译为英、日、德、法等多种文字传至世界各国，成为世界人民了解中国文化、学习中医学的必读书。

伊尹制汤液

翻开《黄帝内经》，里面记载着许多关于经脉和针灸的内容，而关于用中药治疗疾病的记录仅有13个，称"内经十三方"。然而，一个人的出现改变了中药被冷落的现状。这个人就是辅佐商汤王的名臣伊尹。

相传，华夏大地的东方有个小国，叫有莘国。一条名叫伊水的小河流经这个小国家。河两岸栽种着桑树，有莘国的人民就靠采桑养蚕生活。有一天，一位临近分娩的采桑女做了一个离奇的梦。在梦里，一位白胡子老人对她说："如果你看见春米的石臼冒出水来，千万别声张，独自朝东边跑，要是泄漏天机，你就会受到惩罚。"第二天，采桑女果真发现石臼里水如泉涌。这个善良的姑娘赶紧通知左邻右舍，一起向东边逃命。跑出了20多里后回头一看，他们居住的家园已经变成了一片汪洋。因为违背了神仙的告诫，这位善良的采桑女化作一棵空心的桑树。后来另一位路过的采桑女发现空桑树里有一个婴儿，便带回献给了有莘国国王。这个婴儿就是伊尹。伊尹在御膳房厨子的抚养下，渐渐长大成人，成为一名优秀的厨师，会做一手好菜。同时，由于他勤奋好学、博览群书、学问和学识突出，做了有莘国公主的老师。后来，这位有莘国公主嫁给商汤王作了王后，伊尹也陪嫁来到商汤王身边，最终因才华横溢成了商王朝的宰相。

伊尹在中医学上的伟大贡献是创制了中药汤液。汤液也称汤剂，是十多种中药剂型中最常用的。据《汉书·艺文志》和《资治通鉴》记载，伊尹对食材及药材的性质、味道非常敏感。他依据《神农本草经》和自己多年煲汤的经验，把不同性质和味道的药材一起投放到陶锅里煎煮。这个做法不仅大大减轻了药物的刺激性和毒性，而且促使更多有效成分从药材里溶出，极大提高了治疗效果。此外，几种药物共同煎煮，互相之间发生复杂化学反应，不仅有利于形成治疗合力，还能产生新的治疗作用。伊尹总结了配制汤液的原理和方法，撰写《汤液经法》一书。伊尹发明的煎服中药是中药发展史上重要里程碑。《汤液经法》一书也深刻影响过医圣张仲景，他撰写《伤寒杂病论》时，这本书是最重要的参考书之一。

PART 02
中医药理论体系建立并完善的秦汉

秦汉时期，《黄帝内经》《难经》《神农本草经》《伤寒杂病论》四部传统经典中医著作的出现，标志着中医药学"理、法、方、药"学术体系从建立到完善，奠定了中医学独特的思维范式。因此，秦汉时期被看作中医药发展史上的第一个高峰。

历史上的第一把手术刀

河北博物院收藏了大量从河北省藁城县台西村商代遗址出土的珍贵文物，其中有一件砭石材料磨制的刀具格外引人注目。这是一件从公元前14世纪仰韶文化遗址发掘出土的文物，长20厘米，外缘弯曲钝圆，内缘十分锐利，被专家鉴定为"砭镰"。

据《周礼·天宫》记载，周代的宫廷医生已经有明确分工，其中的"疡医"负责外科疾病的治疗。因此，医学史专家断定，这把砭镰应该就是商周时期"疡医"使用的手术刀。这把3400多年前的手术刀让我们相信，

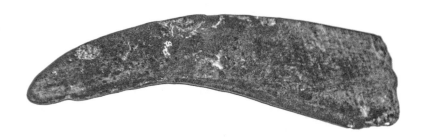

中国古代曾有过高水平的人体解剖活动和发达的外科手术技术。

司马迁在《史记·扁鹊仓公列传》里记录了人类历史上有文字记载最早的外科手术，时间发生在五千年前的黄帝时期，施术者叫俞跗，术式大概相当于现在的开腹、清洁腹腔感染。整个手术过程与现代腹部手术手法及流程非常相近。虽无证可考，但至少可以推测司马迁为扁鹊作传时曾参阅过与外科手术相关的医学资料，也间接说明司马迁所处的西汉时期已经有了较高水平的人体解剖知识。

被冷落的中医解剖学

东汉史学家班固在《汉书·王莽传》里记载了一起中国历史上首次公开举行的人体解剖活动。新朝八年（16年），王莽抓获了在外逃亡多年的叛军首领王孙庆，采用"刳剥"的方式处决了他。"刳剥"就相当于活体解剖。王莽之所以这么做，除了要羞辱罪犯、震慑百姓外，还有一个医学目的，那就是度量人体心、肝、脾、肺、肾五个器官的大小，探测血管的走向。只不过，王莽当皇帝的时间太过短暂，还没机会展开更深入的人体解剖研究，就死在了起义军的刀剑之下。

《后汉书·华佗传》还记载，东汉末年的名医华佗不仅擅长针灸手法，还掌握了精湛的外科手术技术。他发明了一种叫麻沸散的麻醉药，曾用它对患者实施全身麻醉，做开腹摘除肿瘤的手术和胃肠部分切除吻合术。可见，中国汉代，以华佗为代表的医学流派已经对人体构造有了深入的了解。

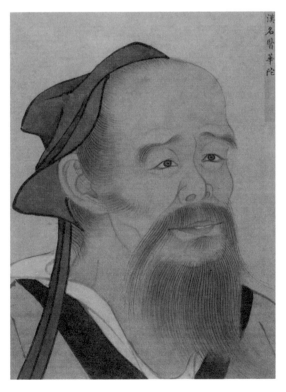

╳ 东汉名医——华佗画像

令人不解的是，汉代以后，人体解剖和外科学并没得到更进一步发展。后世学者也一直在追问：究竟是什么原因限制了中医学，让它不再沿着实体解剖的方向继续探索，而一直保留传统医学的发展模式呢？

历史上最早的医案

病案是医生记录疾病发生、发展、病情演变、转归、检验、诊断以及治疗过程的档案资料。从某种意义上讲，病案也是记录医学发展的宝贵史料。迄今为止，中国历史上最早的病案出现在西汉初年（约前166年），称作"诊籍"，它的记录者名叫淳于意。

淳于意是西汉初年的名医，曾在齐王刘肥的手下担任掌管粮仓的小官"太仓长"，因此也被称作"仓公"。因为司马迁的《史记·扁鹊仓公列传》，淳于意和扁鹊一起成为首次进入正史的医生。

淳于意的家境贫寒，为了养活一家老小，他经常到离家很远的地方出诊。一天，齐王刘肥的儿子患重病，请淳于意诊治，碰巧赶上淳于意外出不在家。齐王之子没等到淳于意就死了。齐王迁怒淳于意，认为是他没及时救治才导致王子去世，把他投入死囚牢。淳于意的女儿缇萦挺身而出，自愿为奴为婢替父亲赎罪。缇萦的义举感动了齐王，下令免除淳于意的死罪。这就是成语"缇萦救父"的来历。

就在关押和审讯期间，淳于意供述了他曾经为齐王家族诊治疾病的经过，按照姓名、官职、住址、发病原因、治疗方案、治疗结局的格式记述下来，共有25份，古人称为"诊籍"，被现代医史专家认定为中国历史上最早的病案。这25份病案引起医史专家的极大兴趣，他们从中解读出了2000多年前中医药学已经达到很高的境界。《史记》里记录的25份诊籍涵盖了内科、外科、妇科、儿科病种，就算放到现代医学发达的今天，也算得上临床难治性疾病。淳于意对这些疾病的诊疗过程展现了汉代医生高超的医学水平。

在疾病诊断上，淳于意继承了前人"望、闻、问、切"的方法，并更加注重望诊和脉诊的应用。他的治疗方法以中药方剂为主，也辅助针灸和冷敷等物理疗法，表明汉代已经有了成熟的临床中药和方剂学体系；每份病案都有针对病情和治疗方案的理论分析，所依据的理论与《内经》十分吻合，间接说明《内经》在当时得到了很好的传承。25份病案中明确记录了10人因医治无效而死亡，有15人被治愈，有效率为60%。对于2000多年前的人类社会来说，这个临床疗效已经非常了不起了。

淳于意的高超医术得益于两位老师的悉心传授，一位是公孙光，另一位是公孙阳庆。公孙阳庆是神医扁鹊的学生，从扁鹊那里学到了脉诊、望诊、方药、针灸等医术。据传，扁鹊的老师则是精通岐黄医术的上古名医长桑君。不过，这个传承很神秘，老师们都会强调，所传授的是"禁书"和"禁方"，还要反复叮嘱学生"勿泄"。幸好淳于意并不在意这一点，反而开创了书写病案（医案）的传统，中医学的传承和发展才有了第一手资料和珍贵的医史文献。

受淳于意诊籍的影响，汉代以后的医学家对医案的整理和撰写非常重视，晋代的《肘后备急方》，隋代的《诸病源候论》，唐代的《千金要方》，宋代的《伤寒九十论》，明代的《名医类案》，近代的《全国名医医案类编》《清代名医验案精华》等，串起了中医药学传承发展的历史脉络。

医圣张仲景与《伤寒杂病论》

东汉建安二十二年前后（约207年），一场大瘟疫伴随战争、干旱、蝗灾和饥荒席卷华夏大地，饿殍遍地、十室九空。也是在这一时期，中华民族诞生了许多杰出的医学家，其中就有被后世尊为"医圣"的张仲景。

张仲景从小喜欢医学，年轻时曾拜名医张伯祖为师，后因品学兼优被举荐做了长沙太守。在担任长沙太守期间，张仲景每月的初一和十五两天会停止办案，开放大堂，让老百姓到大堂来看病。很快，凭借高超的医术，张仲景声名远播，有些病人甚至带着行李提前几天来大堂门口候诊。这就是中医"坐堂"的来历。如今，许多中药店和中医诊所的名字都喜欢带"堂"字，如同仁堂、平心堂、乐仁堂、国医堂、医圣堂等都因张仲景"坐堂"的传说而来。

虽然，张仲景并不是中医药学的开创者，却是当之无愧的中医药学集

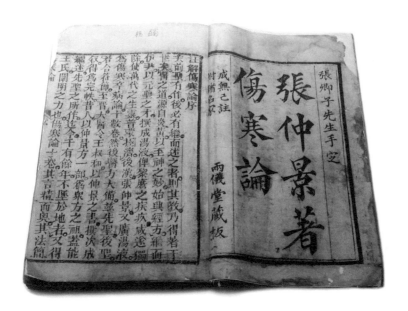

大成者。他首次把《黄帝内经》的思想学术系统应用于临床实践，为理论上的辨证论治思想做了最好的示范，使中医临床实践活动真正有章可循、有规可矩。张仲景撰写的《伤寒杂病论》至今仍然是中医药学科体系中的经典教材，是学习中医的必读书目。从宋代起，研究《伤寒论》的学者层出不穷，因此《伤寒杂病论》被尊为"医方之祖"，而张仲景也被尊称为"医圣"。

张仲景在编写《伤寒杂病论》时除了参考《黄帝内经》《难经》《胎胪药录》等理论著作，还收集并整理了大量古人诊治疾病的经验药方。汉代以前没有纸张，医生诊断完病情，会把药物用法写在一块竹板上，然后按照竹板上的药名配好药交给病人。过几天后，病人回来说：药很有用，病好了。医生通常会回复一句："这是我的经验"。于是，这个竹板就放在案头，遇到病情相似的病人可以直接拿来使用，不断接受临床的检验。假如有个方子给病人吃过没疗效，甚至病情加重，医生就会把这个写在竹板上的方子烧掉，不再保留。久而久之，流传下来的都是经过临床检验有效的方子。张仲景在编写《伤寒杂病论》时就收集和借鉴了这类流传下来的方子。

晋代名医皇甫谧写的《针灸甲乙经》一书中记载了一件事。"建安七子"之一的王璨年轻有为，才华横溢。20岁那年，王璨偶遇了张仲景，张仲景对王璨说："你身体有病，如果不提前防治，20年后眉毛将会掉光，而一旦失去眉毛，不出半年就会死去。不过，你可以提前服用五石汤，就能避免病发身亡。"王璨不相信张仲景的话。结果过了20年，王璨的眉毛果真掉光了，又过了半年，就去世了，终年41岁。

张仲景还依据中医理论发明了一些食疗方法。相传，饺子就是张仲景发明的。张仲景辞官回到家乡南阳，看见很多流浪街头、无家可归的穷苦人，一到冬天，都会冻烂耳朵，十分痛苦。经过一番思索，张仲景把羊肉和大葱、生姜等驱寒药切碎、调馅，用面皮包成耳朵的形状，取名"娇耳"。每年的冬至这天，他都会吩咐徒弟们在户外搭个棚子，支起大锅，煮"娇耳"给冻伤耳朵的穷人吃。久而久之，"娇耳"的发音变成了"饺子"了。而冬至吃饺子也变成了一种民俗，流传至今。

《伤寒杂病论》里还有一个著名的食疗方：当归生姜羊肉汤。这个方子最初是给刚生完孩子的产妇吃的，用来缓解产后血虚、里寒、腹痛等症状。如今，当归生姜羊肉汤早已被现代人当作一种抗衰老药膳，具有补肾健脾、调和气血、平衡阴阳的功效，经常食用能起到养生保健的目的，被后世称为"天下第一食疗方"。

神医华佗

安徽亳州是世界闻名的中医药之都和世界最大中药材集散地，也是神医华佗的故乡。

华佗（约145-208年），东汉名医，精通内科、外科、妇科、儿科，尤其擅长外科手术，被后世称为外科鼻祖，在古代名医中知名度最高。

据《后汉书》记载，华佗的儿子名叫"沸儿"，聪明伶俐，自幼对医学感兴趣，喜欢跟随父亲四处行医、采药。有一次，沸儿误食了一种叫洋金花的草药（也叫曼陀罗花、颠茄），不幸中毒身亡。华佗经过仔细研究发现，适量服用这种有毒的草药，能暂时使人失去知觉。于是，华佗把洋金花浸泡在酒里，制成药酒。病人做手术前先喝药酒，待完全麻醉后，就可以毫无痛苦地接受手术治疗了。为了纪念自己死去的儿子"沸儿"，华佗给这个麻醉药取名为"麻沸散"。据史料记载，在麻沸散的帮助下，华佗实施过截肢、开腹、开颅等大型手术，实在是让人惊叹。令人惋惜的是，华佗麻沸散的配方早已失传，很多后世学者也质疑麻沸散是否真实存在过。

为了帮助人们强身健体、抵御瘟疫、预防疾病，华佗根据中医原理，模仿虎、鹿、熊、猿、鸟5种动物的动作和神态编创的一套导引术，称作"五禽戏"。这是中国最早的健身体操，被历代奉为养生术。据传，华佗有一个叫吴普的徒弟，每天坚持习练五禽戏，90岁高龄依然耳不聋、眼不花、牙齿完好。

20世纪70年代，考古工作者在湖南长沙马王堆发掘了3座西汉墓，出土了一幅帛画"导引图"。这幅图描绘的是44位不同年龄的男女（站成4排，每排11人）聚精会神练体操的场景。其中有一些姿态显然是在模仿鸟、熊、猿猴等动作。

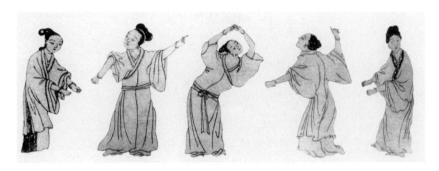

✕ 五禽戏

杏林高手

东汉建安三大神医之一的董奉，信奉道教，晚年曾长期隐居在庐山，一边修炼，一边给当地老百姓诊治疾病。董奉看病从来不收诊费，如果病人执意感谢，只需在他居住的山坡上种一棵杏树。不出几年，董奉居住的小山坡便长出一大片茂密的杏林，成了远近闻名的靓丽风景。每到杏子成熟的时候，董奉就会贴出告示：想吃杏子的人，不必通报，可以自行用一斗谷子换走一斗杏子。董奉高超的医术和高尚的医德赢得人们的交口称赞。

晋代葛洪的《神仙传》记载，董奉尽管年过七旬，可看上去还是二三十岁的模样。民间传说，董奉最终得道成仙，羽化升天了。这当然是人们对这位医德高尚、妙手仁心的名医最美好的祝愿。董奉的故事也引出一个特殊的医生群体——道医。

据说，华佗曾为蜀国大将关羽刮骨疗毒，医治箭伤，从而名声大振。后来，曹操头痛发作，请华佗诊治，华佗用常规治疗方法为曹操做治疗，只能暂时止住头痛。他认为，曹操的病症是因为脑中长有"风涎"，只有通过手术，打开脑袋，取出"风涎"，才能彻底治愈。这个治疗方案让生性多疑的曹操很难接受，甚至猜疑华佗要谋害他，于是把华佗投入了死囚牢。华佗知道自己命不久矣，便在狱中详细整理了自己的医学经验，编成《青囊经》一书，赠给一位姓吴的狱吏，希望他能继承自己的医术。遗憾的是，这位吴牢头的妻子担心自己的丈夫招引杀身之祸，便烧毁了这部医学奇书。

如今，华佗之名已成为一个文化符号。我们称赞某位医生的医术高超或发自内心的感谢一位救死扶伤的医生，常用"华佗再世""元化重生""妙手回春"来形容。为了纪念华佗对中医药学的贡献，后世医家把脊柱两旁的一组穴位命名为"华佗夹脊穴"，简称"夹脊"；中药学家还用华佗的名字命名了一种能治疗跌打损伤和小儿肺炎的中药——"华佗豆"（旋花科植物丁香茄的种子，又名天茄）。有很多中成药、中医器材、药店、医药公司、医院、养生馆等也喜欢用华佗冠名或作商标。

PART 03
大医璀璨的隋唐

隋唐时期是中国政治、经济、文化、科学飞跃发展的重要历史时期，开明包容、多元文化交融的时代背景促进了中医学术的发展与融合，推动了中医药学的创新与升华。隋唐时期，药王孙思邈在《大医精诚》和《大医习业》里论述了医生应恪守的医德，被誉为中医人的医学誓言。

巢元方 《诸病源候论》

隋炀帝大业六年（610年），我国历史上第一部专门论述病源和证候的鸿篇巨著《诸病源候论》问世，主编是当时任太医博士的巢元方（550-630年）。太医博士是负责传授医学的官员，最早出现在北魏。隋朝建立了我国历史上最早的医学教育机构"太医署"，巢元方就在其中担任教师。

《开河记》记载，负责开挖大运河的总管麻叔谋突发怪病，发作时目眩头晕、天旋地转，根本不能正常工作。隋炀帝担心会因此影响挖河的进度，于是派巢元方去给麻总管诊治。经过辨证论治，巢元方诊断麻总管患

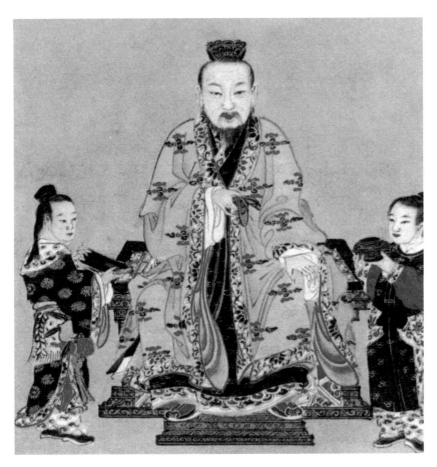

的是"风逆"病，是由于风邪从皮肤表面进入到体内造成的，现在病邪聚集在胸臆之间，所以引起眩晕。治疗方案很有趣：蒸一锅嫩羊肉，撒上祛风邪的药末。麻总管大吃了几顿后，病情有所好转。随后巢元方嘱咐他蒸羊羔肉的时候，加入一些杏酪和五味子。坚持吃一段时间后，麻总管再没犯过病。

巢元方能被皇帝选中，负责主编《诸病源候论》，靠的是广博的学识和高超的医术。《诸病源候论》有五十卷，分67门，1720论，是中国第一部专论疾病病因和证候的医书，不仅描述了许多疾病的病症，而且根据《内经》的基础理论，从病因、病机方面作了具体的阐述，使每种疾病、各种证候的发生与演变过程都有了比较朴素并切合中医理论的解释。该书对疾病病因的论述有很大创新性。

比如，在论述瘿病（类似于现代医学的地方性甲状腺肿）的发生时，明确指出与水土（缺碘）以及情志有关；在"温病候"中指出，温病的病因是感染"乖戾之气"且有相互传染的特征，可以通过预防来控制。该书对证候的描述细致而且准确，有些记述与现代医学的临床观察基本一致。比如，在"消渴候"中指出，患消渴病的大多饮食肥甘厚腻，爱口渴，小便多，病变多发生痈疽（糖尿病足）。

《诸病源候论》集中反映了我国7世纪医学理论与临证医学的发展水平。

孙思邈《千金方》

隋唐时期，朝廷不仅设立了专门的医药管理机构，还大力兴办医学培训学校，集中培养医药学人才。医生群体的社会地位也有了大幅度提高。就在这样一个有益于医学发展的时代，孙思邈诞生了。关于孙思邈的生卒年月，争议一直不断，不过"百岁老人""寿星医家"的说法是大家一致认同，孙思邈用自己的长寿显示了道家养生术的精妙。除精通养生之术外，孙思邈悟透道学、医术高超、医德高尚，被后人尊称为"药王"。

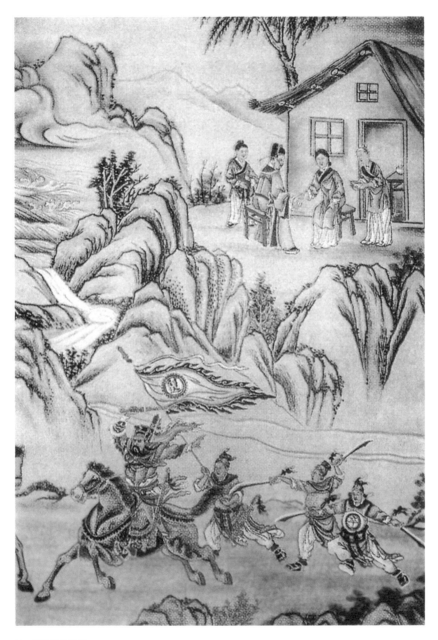

✕ 孙思邈诊脉图

孙思邈在《千金方》序言中以"大医精诚"和"大医习业"为题，系统论述了自己对医学的理解，以及作为合格医生应该达到的境界。他认为，作为医者应当博学多识、精勤不倦、忠于职业、忠于患者；对待患者要有深切的同情和高度的责任感，要等同于对待自己的亲人；医生不能自以为是，不能诋毁其他医生……做到这些才算得上"苍生大医"。如今，就像西医院校要求学生诵读"希波克拉底誓言"一样，中医院校的学生在入学典礼时都要齐声诵读"大医精诚"，作为中医从业者的医学誓言。

孙思邈对中医学的贡献之一是整理和推广张仲景的《伤寒杂病论》。东汉末年的名医张仲景和他的《伤寒杂病论》并未得到同时代人们的重视。到了唐代，孙思邈把张仲景的学术思想单独汇编为两卷（九卷、十卷），收录到自己的《备急千金要方》中，使《伤寒论》得以流传后世。

孙思邈一生勤奋钻研、笔耕不辍，著作很多，其中大多都流失、散落了。庆幸的是，他的百科全书式医学名著《千金方》仍流传至今。《千金方》是《备急千金要方》和《千金翼方》两部书的合集，每部书各有30卷，共收载药方6500多首。该书也涉及养生、针灸、道术等方面的知识。孙思邈认为"人命至贵，有如千金"，这就是《千金方》书名的来历。

与以往医书不同的是，《千金方》以妇科和儿科疾病开篇，特别强调妇女孕期的保健以及新生儿的养护原则、方法。在孙思邈看来，妇女和儿童的健康是一个民族繁衍昌盛的根基，这在男尊女卑的封建社会是难能可贵的。

唐代，《千金方》还传入日本、朝鲜等亚洲各国。如今，日本汉医界对《千金方》仍然非常推崇，还成立了专门研究《千金方》的研究所，足见中国传统医学的强大生命力及影响力。

杨上善注释《内经》

唐朝皇帝标榜自己是道教创始人老子的后人，尊奉老子为"太上玄元皇帝"。道教也因此在李唐王朝大受重视，获得了长足的发展。唐太宗重视文教，倡导修订经史著作。他指派名医杨上善编修"黄老之学"的代表著作《黄帝内经》。

杨上善将《素问》和《灵枢》按照内容分类编写并注释成《黄帝内经太素》，简称《太素》，书名就透着浓厚的道家和道教色彩。《太素》一书中处处体现道家注重养生的理念，提倡保养命门之精，顺应天地自然规律，内外调和保养身心，对后世医家产生了深远影响。

可惜的是，《太素》原书早已遗失。幸好在19世纪初，有学者在日本京都的仁和寺偶然发现了《太素》的手抄本，才使得我们现代人有幸看到这本书的真面貌。

王冰注释《内经》

到了唐玄宗执政时期，朝廷设立了中国历史上第一所官办医学院——太医署。太医署具有完备的医学分科、课程设置、考核任用、管理制度等。在这种背景下，大量医药学著作被整理和编撰出来，如《千金方》《新修本草》，以及王焘的《外台秘要》《广济方》等。当时的医学教育急需一套体系完备、内容准确的《黄帝内经·素问》作为医生培训教材和考核资料，这个重任就落在王冰的身上。

王冰，道号启玄子，曾担任太仆令，所以后人也称他"王太仆"。他的老师是当时著名医学家、御医张文仲。据考证，王冰能重新注释《素问》得益于老师家里珍藏的各种医学书籍和文献资料，其中就有南北朝时期的医学家全元起编著的《内经训解》。据说，王冰就是以《内经训解》为蓝本，历时12年，不仅修正了原著的错误，而且补齐了遗失的第七卷内容，最终编撰成《次注黄帝内经素问》（又称《黄帝内经素问注》），成就了唐代医学理论研究的高峰。从那时起，历代医学家对《素问》的研究都以王冰注释的版本为起点，都要在他对《素问》的理解中寻求智慧和灵感。

如果没有唐代初期杨上善和中期王冰的努力，《内经》也许早已遗失、散落在历史的烟尘里了。

《新修本草》

唐高宗时期（657年），药学家苏敬向唐高宗李治申请重新编修《本草经集注》，得到皇帝的批准和大力支持，还组建了一个23人的编委会，主编由皇帝的亲舅舅长孙无忌和开国重臣李勣担任，苏敬担任执行主编，用了不到2年时间就编成了这部皇皇巨著。这种编书的方式高效且权威，于是一直沿用到现在。

《新修本草》共54卷，共收录844中药物，在《本草经集注》的基础上新增了114种，纠正了前书中的错误，补充了很多插图，成为唐代具有国家药典性质的著作，被誉为"世界上最早的药典"。这部药物学专著被沿用了长达400多年，直到宋代《开宝本草》出现才逐渐被取代。

PART 04
中医药学百家争鸣的宋金元

宋金元时期是中国古代科学技术发展的高峰期，雕版印刷术的普及、"程朱理学"思潮的兴起、儒医群体的出现以及医学教育的发展，使中医学呈现百家争鸣的局面，思想革新、学术创新以及开放式的医药交流共同推动了中医药学的第三个高峰。

《太平圣惠方》

宋代理学思想的兴起，促使大批儒生怀着"不为良相，便为良医"的梦想投身到医生群体中，医生的社会地位和职业尊严感都有所提高，极大促进了医药学的发展。尤其是北宋的历代皇帝都酷爱医学、热衷养生。在皇权的主导下，宋代的医学管理、医学教育空前发达。此外，北宋皇帝们多次发布诏令，向全国征集医书及药材标本，大规模校正医书，直接推进了中医药学的大发展。

北宋初年，政府编修的第一部大型医学方书《太平圣惠方》（简称《圣

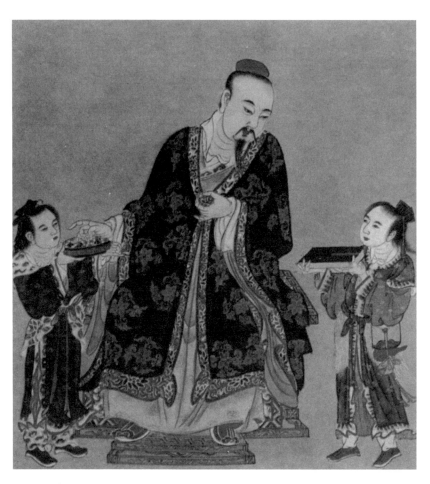

※ 翰林医官王怀隐

惠方》），发起人是宋太宗赵光义，主编名叫王怀隐。全书100卷，1670门，约280万字，收集各类处方16834首，充分体现了中医"理、法、方、药"完备的辨证论治体系，具有较高的临床实用价值。因王怀隐信仰道教，收录了大量道家"服食思想"和"服食方"，给这部书打上了鲜明的道教医学的印记。服食是道家追求强身健体、祛病延年、长生不死的养生方术。皇

浮小麦，是未成熟的小麦粒儿，干瘪，可以漂浮在水面上。有一天，北宋名医王怀隐接诊了一位经常不明缘由的发怒、哭笑无常、整日心神不宁的中年女患者。王怀隐诊断她是"脏躁"，开的处方是张仲景《金匮要略》中的"甘麦大枣汤"，由三味药组成：甘草、小麦、大枣。病人准备离开时，又补充了一个病情，说自己夜间常出汗，汗液能湿透衣衫。王怀隐觉得还是先解决"脏躁"，出汗的问题等下次复诊时再处置。

几天后，这位女患者喜滋滋的来道谢，病完全好了。王怀隐暗自纳闷儿，难道甘麦大枣汤也有止盗汗的作用？

结束门诊后，王怀隐走进药房，拉开盛放小麦的"药斗"，发现里面的小麦干瘪、轻浮，顺手抓一把扔进水里，全都漂浮在水面上。负责配药的伙计红着脸说出实情：这批药材质量差，没舍得扔，想凑合用完再进新货。

王怀隐将浮小麦与成熟饱满的小麦作对照，发现浮小麦用来医治"盗汗症"的病人，疗效显著。浮小麦的功效记录在王怀隐《太平圣惠方》里。

甫谧误食的"寒食散"就是其中一类。关于"服食方"的医学价值，后世的学者一直各持己见、争论不休，因此演变成很有趣的学术话题。

最早的制药厂

药店的中成药专柜出售很多标记OTC（Over-The-Counter Drug）的"非处方药"。其中，有很多种OTC中成药历史悠久，可以追溯到宋代。

宋代成立的"和剂局"是中国历史上最早的中成药制药厂，设立于宋神宗熙宁九年（1076年），最初称"卖药所"或"熟药所"。随着规模不断扩大，到宋徽宗时期发展成专门负责制药的"合剂局"和专门负责卖药的"惠民局"。合剂局根据名医的经验方、民间验方配置中成药，久而久之集结成书，就是流传至今的《太平惠民和剂局方》（简称《局方》）。据考证，这是世界上第一部由官方主持编撰的中成药制药标准。如今的日本药局方就是沿用了宋代的《太平惠民和剂局方》。

官修本草

南北朝时期，著名道医陶弘景注释《神农本草经》，编修《本草经集注》。到了唐代，朝廷组织集体编著了《新修本草》。北宋时期，从宋太祖到宋徽宗，每位新皇帝当政都重新修订一遍"本草"，先后完成《开宝本草》《嘉祐本草》《本草图经》《大观经史证类备用本草》等官修本草类著作。

《开宝本草》于宋太祖开宝六年（973年）开始编修，两年后刊印。宋仁宗嘉祐二年（1057年）开始编修《嘉祐补注神农本草》，简称《嘉祐本草》。为了让"本草"更普及，宋仁宗还诏令天下，要求各郡县进献药图，同时编修了一本图文并茂的《本草图经》（又称《嘉祐图经本草》或《图经本草》）。书名中"图"指的是中药图，"经"指解释中药图的文字。宋徽宗大观二年（1108年），《大观经史证类备用本草》编成，简称《大观本草》。

唐慎微与《证类本草》

唐慎微（约1050-1120年），北宋时期的蜀地（今四川成都）名医。他想要凭一己之力整合现行的多个本草著作，合编成一部书。显然，这是一个浩大工程，靠个人的力量实现起来很有挑战性。于是，唐慎微想出了一个非常巧妙的办法。他在诊室门口张贴告示，凡是来看病的人，只要带来新的药名、医方或者有关的论述，可以免费诊病，分文不收。百姓四处寻找本草书籍，抄录下来交给唐慎微。依靠这种积少成多、集腋成裘的方法，唐慎微终于完成了《经史证类备急本草》（简称《证类本草》）的编写工作。

这件事很快就传到宋徽宗的耳朵里，让人找来这部书，然后窃取了唐慎微的劳动成果，把书名改为《大观经史证类备用本草》（简称《大观本草》），直接以官修的名义刊刻并公开发行出来，而且抹去了关于唐慎微的一切信息。不过，明朝人李时珍在他编写的伟大中药学著作《本草纲目》中把唐慎微的功绩记录了下来。

王唯一铸铜人

经过魏晋时期皇甫谧和隋唐时期孙思邈等医学家的共同努力，针灸学在宋代得到快速发展。北宋的仁宗皇帝酷爱中医、通晓医理、精研针灸学。在他的倡导下，学习和钻研针灸技术成为一种时尚。

据中国古代文献记载，官方历史上最早的针灸铜人是宋仁宗天圣五年（1027年）医官院铸造的"宋·天圣针灸铜人"，共有二尊，负责主持这项工作的人是当时任职于医官院的著名医学家王惟一。

铸造针灸铜人之前，王惟一曾精心绘制了《铜人腧穴针灸图经》，相当于设计图纸和使用说明书。针灸铜人铸造完成后，一尊放在太医院供教学

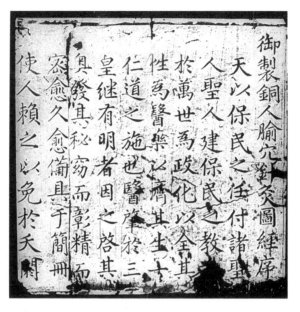

使用，另一尊则陈列在都城开封的大相国寺。为了便于长期学习和使用，《铜人腧穴针灸图经》被刻在石碑上，称作"宋·天圣针经碑"，与针灸铜人一起展出。据说，存放在太医院的针灸铜人内部是空的，五脏、六腑、骨骼等人体结构一应俱全。铜人身体表面按照经脉循行规律刻有 354 个穴位，每个穴位都与体腔相通。每当举行考试时，教师把铜人表面用黄蜡封好，在铜人体腔里注入清水（也有资料说是注入的是水银），如果考生把针灸针准确刺入穴位里，就会有一股水柱向外喷出，正误当下立判，实在是精巧绝伦。

遗憾的是，针灸铜人面世没多久，北宋王朝就被金国打败了，金军攻陷都城开封并大肆掳掠，有一尊针灸铜人落入金人手中，另一尊则在战火硝烟中丢失不见了。随后，蒙古人打败金国，把针灸铜人连同"宋·天圣

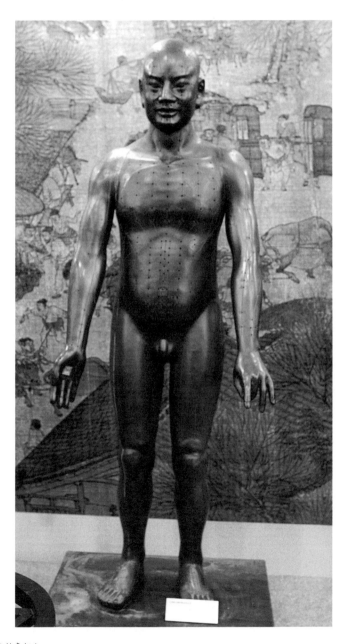

针经碑"一起被运回元大都（现在的北京），存放在太医院三皇庙的神机堂内，此时的"宋·天圣针灸铜人"已有200多岁，损坏严重。据史料记载，元世祖忽必烈曾诏令一位名叫阿尼哥的尼泊尔工匠修复了"宋·天圣针灸铜人"。

明正统八年（1443年），400多岁的"宋天圣针灸铜人"已残破不堪。于是，明英宗下令重新复制了一尊针灸铜人，称"明·正统针灸铜人"。然而，不知道是什么原因，原有的"宋·天圣针灸铜人"消失了。这尊"明·正统针灸铜人"传到清朝光绪二十六年（1900年）时，八国联军闯进北京城，一通烧杀抢掠过后，"明·正统针灸铜人"被俄国士兵抢走，现在陈列在圣彼得堡国立艾尔米塔什博物馆里。

清光绪三十年（1904年），新的太医院建成，太医们找出"明·正统针灸铜人"的图纸，重新仿制出一尊针灸铜人，称"清·光绪铜人"，现在存放于中国历史博物馆。习近平主席向世界卫生组织赠送的针灸铜人正是它的仿制品。如今，针灸铜人已成为当代针灸的形象标识，许多针灸医疗机构、针灸网站、针灸图书都用到针灸铜人的形象。

金元四大名医

"儒之门户分于宋、医之门户分金元"。医学发展到金元时期，各家兴起、学术争鸣，医学面貌为之一新，其中最著名的是四位医学家：刘完素、张从正、李杲（李东垣）和朱震亨（朱丹溪），被后世称为"金元四大家"。

"寒凉派"的创始人刘完素

虽然刘完素是河间人（今河北省河间市），但是他大多时间都在保定一带行医。因与"易水学派"的名医张元素名字很相近，当时一些想找刘完素看病的人也经常搞混，错把张元素当成刘完素。张元素是保定易水人，年龄比刘完素小很多，因自幼喜爱医学，勤奋钻研医学典籍，医学造诣很深。

有一次，刘完素得了很重的伤寒病，"医不自治"，很长时间都不见好转。张元素听说后，来探视，不仅准确地描述出刘完素的病证，还丝毫不差地说出了他曾服用过的方药。刘元素连忙请教。原来，这位"寒凉派"大师给自己用的药太过寒凉，损伤了自身的阳气，汗出不来，邪气伏在体内了。张元素开出一张温阳、调理脏腑的方药，几服药吃下去，刘完素的身体很快就痊愈了。从此，二人成了好朋友，经常在一起切磋医术，成为医学史上一段佳话。

刘完素（1110-1209年），是金代的河间人，因此后人又称他为"刘河间"。他是当时名声显赫的医家，是中医历史上著名的"金元四大家"之一的"寒凉派"的创始人。

据《金史》记载，刘完素的师傅是一位姓陈的道士，人称陈先生（传说是北宋著名道士陈抟老祖）。有一天，刘完素和陈先生一起喝酒，喝得酩酊大醉。睡梦中，陈先生把医术悉数传授给了刘完素。这个带有荒诞色彩的传说间接告诉我们，刘完素信仰道教并崇尚道家学说。他自称通玄处士，别号宗真子。

刘完素的医学主张是"火热论"，认为"风、寒、暑、湿、燥、火"六种病邪都能化生为火热病，进而依据该理论，创制了著名方剂"防风通圣散""双解散"等，临床疗效显著，一直流传至今。

刘完素一生致力于著书立说和传授医术，门人弟子众多，最有名的是荆山浮屠。荆山浮屠是一位出家僧人（佛医），他的学生罗知悌就是金元四大家之一的朱震亨（朱丹溪）的老师。金元四大家另一位名医张从正

（又名张子和）也算是刘完素的传人，足见刘完素对中医药学发展的巨大贡献。

公元1200年，刘完素去世，弟子们依照道教仪式，用一口大缸把这位旷世名医埋葬在他的故里。也是在这一年，欧洲的医学格局正发生着巨大变革：随着"十字军"东征接近尾声，大量人员流动，加速了疾病的传播，催生出一个新生事物——"医院"，预示着现代医学的大发展时期开始了。

"攻邪派"张从正

张从正（1156–1228年），睢（suī）州考城人，是金代的著名医家，是"金元四大家"之一的"攻下派"的创始人。张从正从小就在父亲的影响下背诵《内经》《难经》《伤寒论》等医学经典，青年时四处行医，中年时期做过几年军医，老年时期还在太医院担任过太医，但不久就辞职回原籍了。

张从正继承刘完素寒凉派学术思想，主张"病由邪生，攻邪以从正"，临床用药擅长"汗、吐、下"的方法，统称"攻邪三法"，意思是让患者通过出汗、呕吐、泄下的方式排出体内的病邪，达到邪去正安的治疗目的。

张从正辞去太医后回到故里，悬壶济世、著书立说。在他众多著作里，最有名的是《儒门事亲》。这部书是在他的徒弟麻九畴（麻知几）、常德（常仲明）等的协助下完成的。张从正认为，读书人要明事理、要孝敬父母就应当学习和掌握一些医学知识。这本书是对宋代"儒而知医"思想的另一种诠释。

《儒门事亲》一书中共记载了252个医案，涉及内科、外科、妇科、儿科疾病，其中绝大多数医案是他自己的行医经验，均体现"攻邪派"医家对疾病诊治的真知灼见。张从正虽然善用"攻邪三法"，但是并非排斥补益的方法，其攻邪的前提是不伤胃气。他认为，攻邪的最高境界是"病退谷进，邪去精生"。

"补土派"李杲

李杲（1180–1251年），宋金时真定（今河北省保定市）人，提出"内伤脾胃，百病由生"的观点，形成了独具一格的脾胃内伤学说，是金元四大家之一"补土派"的创始人。

李杲出生在家境富足的人家，自幼学习儒学经典，立志科举出仕。然而就在他20岁那年，母亲身患重病，却因为庸医的误诊不幸去世了。母亲的突然离世让李杲决心学医，并立志成为妙手回春的苍生大医。他听人说易州有位叫张元素的名医，就上门拜师，潜心学医。不出几年，李杲就通晓医理并掌握了临床诊疗各种疾病的方法。

李杲出身富贵，交往的都是达官贵人、富家子弟。找他看病的也都是非富即贵的人，发病原因大多因为饮食不节、淫欲过度、情志内伤，很适合采用补益脾胃、升阳益气的治则和治法。为此，他独创了一首千古奇方"补中益气汤"，如今仍是中医最常用的方药之一。

64岁时，李杲回到家乡，自称东垣老人，一边行医，一边寻找能传承自己医术的徒弟。后来，他的好朋友向他引荐了一位性情纯朴宽厚的年轻医者罗天益。在罗天益的协助下，李杲开始撰写《脾胃论》等书，"内伤脾胃，百病由生"的观点流传至今。因为在五行当中，脾胃属土，因此李杲被尊为"补土派"创始人。

"滋阴派"朱震亨

"金元四大家"还有一位朱震亨，又称朱丹溪。他命运坎坷，40岁才开始学医，师从河间学派却兼容并蓄，成为独树一帜的医学名家。

朱震亨生于1281年，浙江义乌人，因其家乡有一条小河，叫丹溪，后世学者尊称他丹溪翁，或丹溪先生。朱震亨15岁时，父亲、大伯、叔父相继病故，与母亲相依为命。他参加过几次科举考试，都没成功，后跟随理学大师许文懿（许谦）系统研习了4年儒学。40岁那年，朱震亨再次科考失利，妻子也因病突然去世，让他备受打击。在许文懿的劝解下，朱震亨决心拜师学医。他四处游历，

李杲医治大头瘟

李杲生活的时代正值战乱，百姓流离失所，瘟疫流行。当时有一种瘟疫，染病后会头面肿大得像西瓜一样，非常痛苦，很难根治，被称作"大头瘟"（类似于西医的流行性腮腺炎）。李杲潜心钻研《内经》《伤寒论》等书，制订出一张处方，临床疗效非常好。为了救治更多患者，他将这张方子刻在木牌上，插在人员往来密集的地方，供人传抄，这个方子就是一直流传至今的中医名方"普济消毒饮"。

得知郡中（今杭州）有位叫罗知悌的名医，前往拜师。

罗知悌不仅得到过名医荆山浮屠的悉心教诲，还系统学习并掌握了张从正、李杲的医学思想，融会贯通金元时期各家名医的学说，医技高超，治病处方灵活多变，临床疗效令人称绝。罗知悌也是性情孤傲的人，不肯轻易把医术传给他人。朱震亨前来拜师，他大门紧闭，还让仆人辱骂朱震亨。然而，虔诚拜师的朱震亨并不在意，干脆住在附近，每天都来罗知悌门前请求拜见，就这么坚持了3个月。朱震亨的真诚终于感动了罗知悌，收下了这位大器晚成的弟子，毫无保留地传授医术。朱震亨从此走上了大医之路。

朱震亨著有"滋阴派"代表作《格致余论》，书名中的"格致"就是理学核心思想"格物致知"的简称；"余"是论证"阳有余"。这本书共有41篇杂文，是朱震亨临床实践的心得体会，属于"医话体"，被认为是中国最早的医话体著作。该书重点阐述了"阳常有余，阴常不足"的医理，还涉及内、外、妇、儿各科疾病的诊治思路，其中对养生学、老年医学、优生学等方面也有许多独到见解。

朱震亨认为，用滋阴的方法也可以降火。根据这一理论，朱震亨创制了一首名方"大补阴丸"。在情志病的治疗上，朱震亨认为"气郁"是情志病的核心，为此创制了治气和调气的名方"越鞠丸"。不过，因为过于强调人体"阳常有余"的一面，却忽视了人体阳气也有亏损的时候，朱震亨遭到后世医家的反对。这种学术争鸣从明清时期开始，直到今天从未停止。

PART 05
中医与西医出现分野的明清

明清时期是中国医学史的特殊时期，包括解剖学、生理学在内的西方自然科学随着传教士进入中国，中医学的发展受到深刻影响，中西医之间开始出现融合和交锋。而同一时期的欧洲，"文艺复兴"运动唤醒了近代科学的萌芽，现代医学体系逐步建立并迅速发展，传统医学与现代医学的分野期到来。

李时珍与《本草纲目》

明朝万历二十四年（1590年），中国古代药物学发展的巅峰之作《本草纲目》刊印并公开发行。这是一部被誉为中国16世纪的百科全书的伟大著作，作者是明代中医药学家李时珍。

李时珍于1518年生于中医世家，湖广蕲州人（今湖北省蕲春县），祖父和父亲都是医生。父亲因为医德高尚、医术高明，曾出任太医院御医。李时珍自幼受祖父和父亲的影响，精通医理和医术。

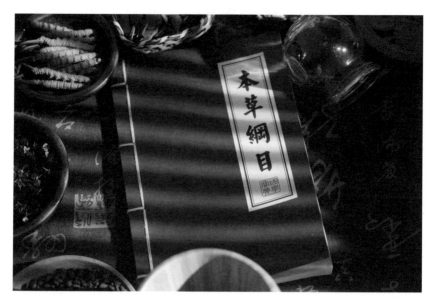

　　李时珍生活的时代是中国历史上瘟疫大流行的时期，而他的家乡蕲州恰好是重灾区。他跟随父亲抗击疫情、治病救人，大量的临床实践让李时珍在30岁时已经成长为名医，后来入选太医院。然而，李时珍的志向是重新修订本草，编出一本造福后世的本草学著作。于是在太医院没待多久，他就辞去了工作，回到自己家乡。

　　当时流行的本草著作版本很多，不仅存在相互矛盾的地方，而且有很多错误，容易误导医者，甚至累及性命。1552年，35岁的李时珍正式开始编纂《本草纲目》。从《神农本草经》到《证类本草》，药物种类繁多，逻辑关系复杂。为了方便编写和读者查阅，李时珍以"物以类聚、目随纲举"为宗旨，独创了"从微至巨""从贱至贵"的分类方法，将药物按照自然属性分成水、火、土、石、草、谷、菜、果、木、服器、虫、鳞、介、

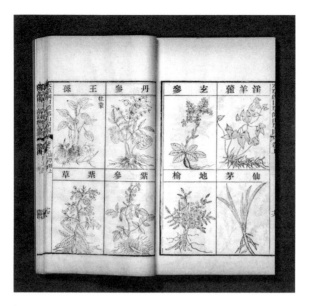

禽、兽、人16个部（纲），又下属60类目。这个分类方法蕴涵着生物从简单到复杂、从低等到高等的进化论思想，是当时世界上最先进的分类法。

《本草纲目》耗时27年才完成的，期间还做过3次较大的修改和调整，是我国医药学史上的里程碑，被联合国教科文组织选入《世界记忆名录》。

然而，李时珍生前没能亲眼见到《本草纲目》刊印发行。公元1578年，李时珍去世三年后，《本草纲目》由南京的大藏书家兼刻书家胡承龙刻板付印。后来，这部奇书被传教士翻译成拉丁文、英、法、德、日等多国文字，震惊了西方学术界。英国科技史专家李约瑟在《中国科学技术史》中评价："明代最伟大的科学成就，就是李时珍那部登峰造极的《本草纲目》"。

吴有性与《温疫论》

中医认为，温病是感受温邪所引起的，以发热为主症，具有明显季节性的一类急性外感热病的总称。温病分为两大类型：热类温病和湿热类温病。"温病"与"温（瘟）疫"是温病学中两个意义相关却有一定区别的概念。并不是所有温病都有传染性，如中暑就是一种不传染的温病；也不是所有传染病都属于温病，如狂犬病和寄生虫就不是温病。

大疫之年有大医。明清时期，温病学发展、完善并取得了划时代的成就，涌现出一大批温病学名家大师和众多的温病学著作。

吴有性（1587–1657年）经历了中国历史上最大的瘟疫流行，最残酷的战争屠杀和最严重的灾荒。他一边治病救人，一边仔细观察和研究，发现了瘟疫的病因是感染了"异气（戾气、疠气）"，并且提出异气是从口鼻侵犯人体，而不是从皮毛进入。异气进入身体后会在"膜原"潜伏下来，当身体正气衰弱的时候，病邪就会发作，且凶险异常。根据膜原理论，吴有性创制了一首用于瘟疫初起时的名方"达原饮"。

达原饮由"槟榔、厚朴、草果、知母、芍药、黄芩、甘草"七味药组成，具有开达膜原、辟秽化浊、清热解毒的功效。明崇祯十五年（1642年），吴有性在继承前人温病思想的基础上，结合自己的临床实践，撰写了《温疫论》一书，标志着"温病学"正式从"伤寒学"中脱离出来，成为独立的学术体系。吴有性之后，叶桂（叶天士）、薛雪（薛生白）、吴瑭（吴鞠通）和王士雄（王孟英）各自阐发、相互补充温病的病因、病机以及辨证论治方法，由此系统的温病学体系建立。

叶天士《温热论》

叶桂（叶天士）生于清康熙六年（1667年），江苏吴县人（现苏州吴中区和相城区），出身医学世家，祖父和父亲都是当地名医。在父亲的影响下，叶天士从小熟读中医经典，立志成为能救治天下疾苦的苍生大医。不料，14岁那年，父亲突然去世，家境败落。为了维持生计，叶天士开始挂牌行医，同时四处拜访名师。他先后跟随17位名医学习，其中就有清初三大名医（张石顽、喻嘉言、吴谦），注释《金匮要略》的周俊扬，吴门医派名医王晋三（据说是吴有性的传人）。

良好家传、勤奋学习、博采众长，最终让叶天士成为一代医学大家。晚年，学生顾景文将他的医学思想和临床医案整理成《温热论》《临证指南医案》《叶天士医案》等。在《温热论》中，叶天士系统阐述了温病的发生、发展规律及其与伤寒的区别，创立了"卫、气、营、血"辨证论治纲领，发展了温病的诊断和治疗方法。

薛雪《湿热条辨》

除了叶天士，吴门医派名医王晋三还培养出了另外一位高徒——温病学大师薛雪。

薛雪又称薛生白，和叶天士是同乡。虽然都曾受过同一个老师的教导，二人的学术观点却有很大相同。薛雪主张温病的病因是湿邪伤及脾胃所致，属于"湿热病"，湿邪既能伤表，也能伤肌肉，还能化为湿热侵及经络。在治疗上，薛雪重视清热不碍湿、祛湿不助热、扶正不碍祛邪、祛邪当注意扶正，成为后世治疗湿热病的规范，影响极其深远。

这些学术观点都被薛雪写入《湿热条辨》一书中，用35个条文分析了湿热病的病因、病机，提出了辨证论治要领，阐述了湿热病的各种临床表现、变化特点和诊治原则，补充了叶天士的学术思想，也极大促进了温病学的发展和成熟。

吴鞠通《温病条辨》

学中医的人都知道一句话，"伤寒宗仲景，温病有鞠通"。现代中医还流行新"四大经典"的说法，即《内经》《伤寒论》《金匮要略》《温病条辨》。这本《温病条辨》的作者就是吴鞠通，清乾隆时期的著名医学家。

吴鞠通（1758-1836年），出身书香门第，早年父亲因病去世，因而立志学医。吴鞠通主要靠自学。他利用做《四库全书》抄写员的机会，系统学习了中医经典著作，其中就包括吴有性的《温疫论》和叶天士的《温热论》，一学就是17年。乾隆五十八年（1793年），一场罕见的"大瘟疫"席卷了北京城。吴鞠通果断出手，一战成名。

吴鞠通医治温病的方法是"方随证变"，当病邪在"卫"时用银翘散、桑菊饮；病邪入"气"用白虎汤、承气汤；病邪在"营"用清营汤、清宫汤；病邪入"血"则用犀角地黄汤。其中的桑菊饮、银翘散、羚翘解毒丸等至今仍是临床的常用方剂。吴鞠通还创制了安宫牛黄丸。2003年SARS和2020年新冠病毒流行时，立下汗马功劳的中成药"清开灵"就是从安宫牛

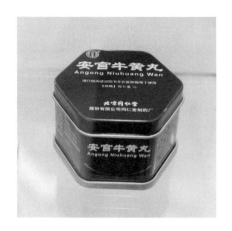

✕ 安宫牛黄丸

黄丸演化而成的。

　　吴鞠通一生经历过多次瘟疫流行，亲身经历和参与抗击疫病的工作，对温病的临床诊治形成独到见解。他总结前辈的学术思想，结合自身的临床经验，系统梳理"三焦"辨证理论，用了近15年时间写成了名垂千古的医学名著《温病条辨》。吴鞠通在伤寒六经辨证和叶天士卫气营血辨证基础上，结合温病的传变规律创立了三焦辨证方法。心肺、脾胃、肝肾分属上、中、下三焦。

　　清嘉庆十八年（1813年），在时任礼部尚书的好友汪廷珍的支助下，吴鞠通的《温病条辨》刊刻发表，成为中医学经典。

王孟英与《温热经纬》

　　清嘉庆年间，世界范围内疟疾、霍乱流行，中国的江南地区是疟疾和

梨汁：天然甘露饮，清胃热、清口气。

甘蔗汁：天然复脉汤，益阴生脉、消除口干舌燥。

西瓜汁：天然小白虎汤，具有清热解暑、除烦止渴、通利小便的功效，对高血压、肾炎、膀胱炎等疾病有辅助治疗作用，也是夏季消暑的最佳水果。

冬瓜粥：利于清热、止渴、利尿、消肿、减肥。

冬瓜汤：如冬瓜海带汤、冬瓜乌鱼汤、冬瓜排骨汤、冬瓜银耳羹，具有利尿化痰，开胃健脾，对动脉硬化及脂肪过多症有辅助治疗作用。

三豆饮：绿豆、黄豆、黑豆（或扁豆）煮水或做豆浆，可用于痘症、明目、消痱、疮疡、泄泻。

霍乱流行的重灾区。王孟英就生活在这个时期。

王孟英（1808-1867年），浙江海宁人，原名王士雄，字孟英。他自幼学医，一生都致力于温病的临证诊治。他潜心研究前人的学术思想，撰写了《霍乱论》和《温热经纬》等著作。

《温热经纬》共五卷，第一卷主要概述《内经》有关温病的观点，第二卷整理了张仲景有关温病的学术思想，第三、四卷收录的是叶天士、陈平伯、薛生白、余师愚等人关于温病的观点，第五卷是治疗方法，收录了治疗温病的常用方113首。在这部书中，王孟英提出温病的传变分顺传与逆传；温病种类分新感和伏邪，通常是新感和伏邪并存；倡导寒温结合治疗温病，即寒热并调的医学思想。

王孟英在晚年重新编写《霍乱论》，命名为《随息居重订霍乱论》，系统提出通过改善公共卫生条件、控制传染源、切断传播途径的方法控制霍乱传播，成为一部防治霍乱的重要专著。他还编写过一本有关食疗的专著《随息居饮食谱》，流传极广、影响深远。

解剖学家王清任与《医林改错》

清朝以前，中医学一直没有成体系的解剖学专著问世。清乾隆三十三年（1830年），《医林改错》出版打破了这一学术僵局。这本书被反复刻印，不仅在国内影响深远，而且还被译成英、法、日等译本，流传到亚欧各国。而这部书的作者王清任也成为医学界的名人，被西方医学界公认为中国近代解剖学家。

王清任（1768–1831年），生于直隶玉田（今河北玉田县），自幼习武，20岁弃武学医。30岁那年，王清任在北京设立医馆"知一堂"，凭借高超的医术成为京师名医。

王清任非常重视人体脏腑形态和功能与疾病的关系，痛惜中医著作中存在大量解剖学错误观点，影响后人对医学理论的精准把握。他在《医林改错》的自序中指出："著书不明脏腑，岂不是痴人说梦；治病不明脏腑何异于盲子夜行！"

为了观察脏腑形态和位置，王清任经常去刑场、坟地观察并解剖尸体。他还多次解剖动物，验证自己观察到的脏器结构和功能。经过几十年的勤奋钻研，王清任终于写成《医林改错》一书。

王清任对中医解剖学做出了巨大贡献：一、明确区分了动脉和静脉；二、首次系统研究横膈的结构和功能，由此形成"血府"理论；三、首次描述胰腺和胰总管；四、纠正了前人关于五脏形态、位置和机能的错误认识；五、提出"灵机在脑不在心"的"脑髓说"，彻底否定前人"心主神明"；六、开创用腧穴解剖方法研究经络实质的现代研究思路。1830年，王清任去世前一年，《医林改错》正式刊行。

尽管王清任大胆尝试以人体解剖结构为引导的医学改革。然而，《医林改错》出版发行的时代，西方成书于1553年的维萨里的体系完备的《人体解剖学》已经被传教士带到中国。中医解剖学自主发展和探索的脚步停止在王清任的时代。中医解剖学科刚刚萌芽就被现代解剖学湮没和替代了。王清任的医学实践和带有现代医学萌芽的中医学改革也没能得到当时主流中医学派的认可。从此，中国开始了中医和西医两种医学形态并行发展的新时期。

....

中医药学发展史曾出现过四个高峰时期：一是秦汉时期，以《内经》《伤寒论》为代表；二是隋唐时期，以《诸病源候论》《千金方》《新修本草》以及注释《内经》为代表；三是宋金元时期，以金元四大家为代表，拓展和升华了张仲景的学说；四是明清时期，温病学理论体系形成。

在2000多年的时间里，名医璀璨、人才辈出，他们一脉相承，形成了完整而系统的中医药学理论体系，创立了独到而科学的中医学思维范式。

从历史的角度观察，传统医学与现代医学的区别，不在于是否以解剖学为基础（任何医学形态的早期都有不同程度的解剖活动），还要依赖民族文化以及整个社会支撑体系的同步发展。从3000年前的第一把手术刀，到清代王清任对医学模式的大胆创新，中医学坚守着天人相应、阴阳五行、取象比类、整体衡动、辨证论治、保命全形、治未病等传统思想，以及系统有效的方法体系。

PART 06

现代中医

随着西医在内的现代科学、技术和文化大量传入中国，中国传统医学受到巨大冲击。现代中医就在这样的背景下坚持自我、守正创新，走出了一条让世界为之惊叹的传统医学发展之路。

中西医汇通四大家

"中医"这个词并不是固有的，而是因为西医进入中国后被"造"出来的。这个词本身就带有中西医对比和碰撞的意味。随着传教士来中国传教和行医，教会医院、西医学校、西医学著作迅速在中国建立和传播。从统治阶级到社会民众，一场关于中医学存在价值与发展前途的大讨论拉开了帷幕，涌现了中国近代中西医汇通四大家：四川彭县（今彭州市）唐宗海、江苏孟河恽铁樵、山东诸城张锡纯和广东南海朱沛文。

第一个明确提出中西医汇通口号的是唐宗海（1846–1897年），清光绪十五年（1889年）进士，曾任礼部主事。本着保存和发扬中医药学的初衷，唐宗海提出中西医汇通，主张消除中西医之间的争执和偏见，建立一种尽善尽美的医学形式。然而，由于受时代环境的影响以及自身主观因素的束缚，他强调中医学在理论层面高于西医，遭到西医拥护者的极力反对。

第一个在临床中尝试中西药并用的医家是张锡纯（1860–1933年）。张锡纯并不盲目排斥西医学，提倡放眼未来，致力于医学未来的长足发展。他提出，中医不妨吸取西医学的长处，来补充自身的不足；而西医学应借鉴中医经典理论，互通有无。张锡纯在临床上采用西医辨病、中医辨证，并有很多处方都是中西药并用，用西药治标、中药治本，中西药并用，实现标本兼治，为中西医汇通提出一条新思路。他撰写了《医学衷中参西录》，并独创阿司匹林麻黄汤、阿司匹林白虎汤、阿司匹林石膏汤等方剂，成为医学史上的佳话，被尊称为中西医汇通实验派大师。

中西医汇通四大家之一的朱沛文，出生在广东南海县（今佛山）一个中医世家。清代咸丰年间，西医学在广州传播最为兴盛，中国第一家西医院博济医院就建于此地。朱沛文有家传的中医，又广泛涉猎西医书籍，还亲自跑到西医院去看解剖器官组织。他倡导"折中中西、求同存异"的思想，认为中西医各有所长，中医的脏腑理论水平很高，但对于脏腑解剖形态的认识存在不足；而西医过于强调脏腑形态的解剖，缺乏理论指导。因此，朱沛文提出实事求是、通其可通，以临床疗效为标准，存其互异，取长补短。

朱沛文著有《华洋脏象约纂》四卷，后被国学大师兼中医学家章太炎先生收入《医学大成》，更名为《中西脏腑图象合纂》。"华"是指中国的，"洋"是指西方的，所谓"藏象"是指脏腑生理功能、病理变化表现于外的征象，而"脏腑"是中西医都必然要涉及的具体问题。"约纂"意思是讲个大概，体现了朱沛文谦虚的态度。

《华洋脏象约纂》各节均先引中医传统观点，再引西医学说，最后略加按语，阐明己见，通过客观比较中西两种医学，对中西医汇通进行了深层次的思考。

民国时期，中医界还有一位学贯中西、倡导中西医汇通的医学家——恽铁樵（1878-1935年）。恽铁樵早年就读南洋公学，接受过西方教育，同时也系统学习了传统国学。他曾做过教师和多家文学期刊的编译、主编。然而，临近不惑之年的恽铁樵却遭遇了3个儿子感染伤寒病相继去世的巨大打击，使其决心弃文学医、刻苦钻研中医经典，后成为远近闻名的名医。

1929年，余云岫向国民政府提交了"废止旧医以扫除医事卫生之障碍案"（简称"废止中医案"），并进一步提出消灭中医的六条具体办法，企图从制度和立法上取缔中医。恽铁樵代表中医界在报纸上与余云岫进行了长达两年的论战。他指出，应将中医和西医放置于同等地位，中医要有独立价值，要改进和吸收西医之长，促进中西医汇通。中西医概念不必牵强对号入座，而应该从临床诊疗方面寻找中西医结合点，建立新医学。

废止中医案

随着出国留学的知识精英陆续回国，洋务派及其主张的洋务运动逐渐占据历史舞台。一批接受了西方思想的改良派开始把革新的矛头指向中医，认为中医是造成国民体质下降、精神萎靡的根源之一，因而废止中医、推行西医乃是当务之急。

1912年发生了民国政府"教育系统漏列中医案"。解剖学、生理学、病理学、细菌学、临床诊断学等西医学科被民国政府纳入新式教育体制。

1916年，二度留学日本学习西方医学的余云岫被任命为公立上海医院的医务长，随机便发表了批判中医的著作《灵素商兑》，旨在否定中医理论的源头《内经》。1920年，余云岫又发表了《科学的国产药物研究之第一步》。1925年，余云岫发起成立上海医师公会，目的是组建一个反对中医的学术团体。1929年，担任南京国民政府卫生委员会委员的余云岫在第一届中央卫生委员会大会上提交了《废止旧医以扫除医事卫生之障碍案》，系统论述了废止中医的理由及具体步骤。

"废止中医案"的消息传出，引起全中国各个阶层的巨大反响，大批中医从业者据理力争，奋起反抗，要求撤销废止中医的政策。很多中医专家在杂志、报刊上发表文章，驳斥和批判废止中医的思想，提出"提倡中医，以防文化侵略；提倡中药，以防经济侵略"的口号。

1929年3月17日，上海中医协会召开全国中医师抗争大会，并组织请愿团赴南京请愿，请求排除中医药发展之障碍。中医界的抗争得到了社会民众的广泛支持。迫于社会压力，南京政府最终做出让步，撤销了余云岫的"废止中医案"。

为了缓和社会矛盾，国民政府于1931年在南京成立了中央国医馆，负责制订中医学术标准、编审中医教材等工作。1933年，国民政府拟定"国医条例"，明确规定中医学校拥有合法地位。尽管如此，民国时期的权力阶级对中医的歧视一直存在，中医医生的行医范围受到多方面限制，取缔和消灭中医的呼声一直未曾间断，中医药发展的道路曲折而艰难。

中西医结合，互为补充

1949年10月，中华人民共和国成立。当时，发展医疗卫生事业成了新中国的大事。1950年，毛泽东组织召开了第一届全国卫生会议，明确提出"中西医结合"的思想，并号召在全国范围内推行西医脱产学习中医，创造一个高于现有中医和西医的新医学，为新中国社会主义建设服务。

1955年12月，中国中医研究院正式成立（中国中医科学院的前身）。与此同时，全国第一届西医离职学习中医培训班开学（简称西学中班），来自全国的84名有经验的西医医生参加了第一期的学习。之后，西学中班连续举办了多期。

在早期的西学中学员中涌现了一批杰出的医药专家，其中有诺贝尔奖获得者屠呦呦、建立中西医结合治疗急腹症体系的吴咸中院士、解释肾阳虚证本质的沈自尹院士、开创活血化瘀临床试验研究体系的陈可冀院士、中西医结合防治肾脏病的陈香美院士、中药学家李连达院士、医史学家李经纬教授等。毫不夸张地说，西学中班为中西医结合学科的建立培养了人才，为中医学的发展指明了方向。

中西医结合最常见的场景是临床诊疗。对于同一个病人，中西医可以分别用各自的理论给出诊断和治疗方案。如今，中西医结合已经走过60多个年头，无论是队伍建设、人才培养，还是学术研究等方面均取得了令人瞩目的成就。2017年7月1日实施的《中华人民共和国中医药法》明确提出："实行中西医并重的方针，鼓励中西医相互学习，相互补充，协调发展，发挥各自优势，促进中西医结合。"

现代中医教育

新中国成立后，中医教育逐渐与现代教育接轨。1956年，为了适应中医事业发展的需要，周恩来总理亲自主持兴办了第一批中医高等院校，其中有北京中医药大学、上海中医药大学、广州中医药大学和成都中医药大学，并设置中医学本科专业，中医教育被正式纳入正规的院校教育轨道。院校教育成为中医药高等教育的主体，实现了由传统教育方式向现代教育方式的转变。1958年，全国中医学院统编教材编写完成，为中医各学科教学内容奠定了基础，构建了高等院校教材体系的基本框架。

如今，中国有高等中医药院校24所，设置中医药专业的高等院校246所。

1983年，卫生部发出《关于加强中医专科建设的通知》，在很短的时间内，中医院校迅速恢复了中医、中药、针灸专业，还增加了很多社会急需的新专业，如中医外科、中医骨伤科、中医眼科、中医护理等。针对中医队伍后继乏人的状况，国家相继创办了函授、夜大等教育机构，为培养中医药人才开辟出一条新途径。

随着中国改革开放，中医药国际化步伐的加大，有着数千年悠久历史和神奇功效的中医、中药正吸引越来越多的留学生来华学习。为此，很多所中医院校，如北京中医药大学、上海中医药大学、广州中医药大学等都成立了国际教育学院和中医药国际交流中心，接收并培养海外留学生来华学习中医。据统计，每年约有1.3万名留学生来华学习中医药，约20万人次的境外患者来华接受中医药服务。如今，中医教育不仅完成了现代教育模式的转变，而且融入了国际元素，成为国际化教育体系的一部分。

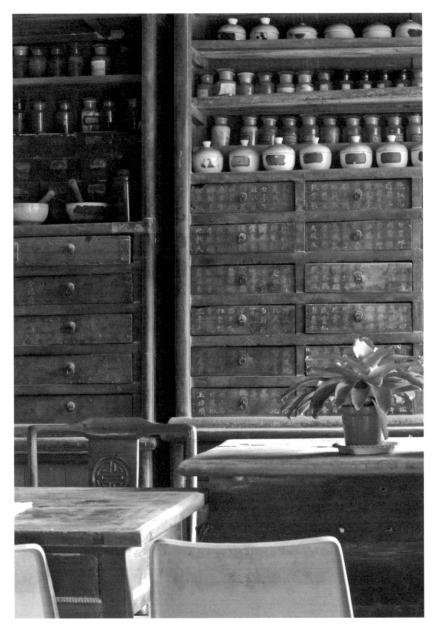

✕ 中药房

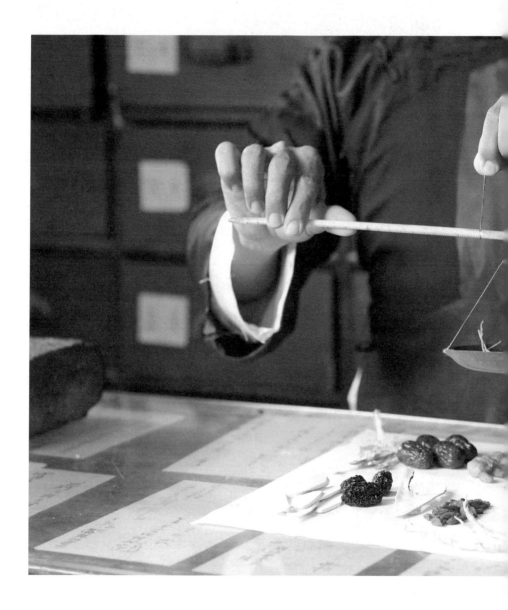

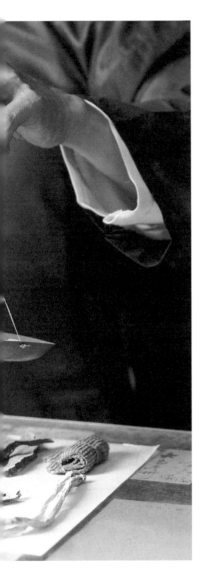

第三章

中医学，对生命现象 的观察和理解

中华文明关注人与自然的关系，形成了
阴阳五行、天人相应、司外揣内、中正和合
等独特的哲学观念，也演化为中医学对生命
现象的观察和理解。

中医药　东方智慧之学

✕

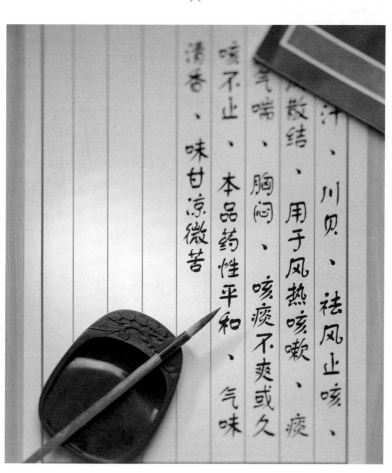

……汁、川贝、祛风止咳、……散结、用于风热咳嗽、痰……气喘、胸闷、咳痰不爽或久咳不止、本品药性平和、气味清香、味甘凉微苦

PART 01
中医学是什么

医学是什么？《科学技术辞典》中说："医学是旨在保护和加强人类健康、预防和治疗疾病的科学知识体系和实践活动。"医学为保卫生命而诞生，因揭示生命奥秘而发展。

世界各国文化差异很大，文明发展先后不同，然而医学早期的发展基本相似，都经历过本能医学、经验医学阶段，对生命现象的观察和解释也很相近。当医学从经验向知识演进时，不同文明所特有的文化背景、思维方式和哲学观念共同影响着医学形态。

象数思维

"象数"的概念出自《周易》，指决定事物的两个因素，是一种解释宇宙万物运行规律的工具。象有象征、比拟、比喻的意思；数指的是事物的一般形式、规范。中医用"象数"作为说理的工具，标注和描述人体结构、推演脏腑经络的运行规律、解释健康与疾病的机理。

中医学的"象"

《周易》借助卦象模拟天地万物的存在形式和运行规律，卦象所对应的是万事万物的事像和物像。这就是中国哲学的象思维模型，也成为中医药学的思维范式。

借助象思维，中医通过观察、分析人在活体状态下的脉象、舌象、藏象、证象等信息，推测身体内部各个脏器的生理功能和病理变化。比如，对中医来说，如果这个人桡动脉挺直有力，手指诊脉就像按在琴弦或弓弦上，这类脉象称为"弦脉"。

中医学"象"思维其实和挑选西瓜的方法很相似。要想选出甘甜、可口的西瓜，通常有两个方法：一是直接切开看。这个方法和现代医学的解剖分解、实验分析很相似。另一种是通过观察瓜皮、瓜脐及瓜蒂的形状，听拍打西瓜的声音挑选到好西瓜。皮瓜青绿色、光泽、纹路整齐，瓜脐小、圆且略微凹陷，瓜蒂新鲜，拍打时发出清脆"咚—咚"声……大概率是个好瓜。西瓜的外部信息就是"象"，采集西瓜外部特征信息的过程叫"取象"，而通过外在表象来推知西瓜是否熟透、好吃的做法就是"象"思维。

中医学的"数"

《素问·上古天真论》有"法于阴阳，和于术数"。"术"强调技术和方法，"数"指的是自然运动的时间方式及运动关系。在中医学中活跃着很多数字，其中，"一"对应气，"二"代表阴阳，"三"表示天、地、人"三才"。按照老子《道德经》的说法，"道生一，一生二，二生三，三生万物"。意思是，有了1、2、3三个数，就能解释宇宙自然中各种事物和现象之间的关系了，生命运行的规律自然也可以用这些数去推演和描述，例如：

人身三宝：精、气、神。

人体分三焦：上焦、中焦和下焦。

中医看病讲究三因制宜：即因时、因地、因人。

中药有"四气、五味"：四气指升、降、浮、沉；五味指酸、苦、甘、辛、咸。

宇宙大自然中有五种基本物质，称"五行"：木、火、土、金、水。

人体有五脏"肝、心、脾、肺、肾"，五官"目、舌、口、鼻、耳"，五体"筋、脉、肉、皮、骨"，五志"怒、喜、思、悲、恐"，五液"泪、汗、涎、涕、唾"等结构。

人体有六腑"胆、小肠、胃、大肠、膀胱、三焦"，六经"太阳、少阳、阳明、太阴、少阴、厥阴"。

来自人体以外的致病因素有六种：风、寒、暑、湿、燥、火，称六

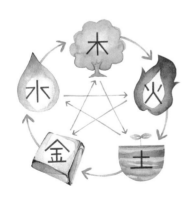

※ 五行图

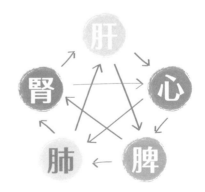

※ 中医五行图

淫，还有内伤"七情"：喜、怒、忧、思、悲、恐、惊七种情志活动。

根据中医理论，"七"用来描述女性生命活动节律，如二七（十四岁）天癸至（月经初潮），七七天癸竭、地道不通（绝经）等。"八"则用来描述男性的生命活动节律，如二八天癸至（遗精），八八天癸尽、无子（不能生育）。

阴阳学说

阴阳是对自然界相互关联又相互对立的事物或现象的描述。阴阳的最初含义非常朴素，指日光的向背，朝向太阳的一面是阳，背向太阳的就是阴。如果人匍匐在地上，则后背属阳，肚皮属阴，四肢的外侧属阳，内侧属阴。

秦汉以前的道家和阴阳家通过细致入微的观察和思考，发现阴阳不仅是相互对立的，还存在互根互用、此消彼长、相互转化等特性，于是建立了系统的阴阳学说，并且设计出一个著名的LOGO，被称为中华第一图的"太极图"，俗称"阴阳鱼"。

中医学以"阴阳学说"作为理论框架。阴阳不仅用来描述人体的组织结构，还用来解释人体的一切生理活动。阴阳的最佳状态是平衡，生命活动就在这种阴阳彼此消长的过程中维持着动态平衡。因此，《素问·生气通天论》有"阴平阳秘，精神乃治""生之本，本于阴阳"的说法。中医学还用阴阳解释病理过程。"六淫"中有四类阳邪（风、暑、燥、火），可侵犯人体的"阴精"；反之，寒、湿属于阴邪，常耗散人体的阳气。当人体出现阴阳失调，一方偏盛或偏衰，或出现阴阳互损、阴阳格拒时，身体就会生病。

中医通过辨别身体各部分阴阳偏盛与偏衰的状态来诊断疾病和防治疾病。中医常说"八纲辨证"，其中"八纲"指的就是人体"阴阳、表里、寒热、虚实"八种状态。而这八种状态中，除去阴阳总纲，其余六种也带有阴阳属性（表、实、热为阳；里、寒、虚为阴）。中医采集患者的"八纲"信息，辨别患者病情所处状态的过程就是"辨证"。证候明确，便可以制订相应的治疗原则和方法，调整患者身体阴阳失衡的状态。当身体恢复到阴阳平衡状态后，疾病也就随之消除了。

除此之外，中药也是带有阴阳属性的。每一种中药都带有独特的药性和药味。中药的药性分四类：寒、热、温、凉，称"四气"。其中寒凉为阴，温热为阳。中药的药味分五种：酸、苦、甘、辛、咸，称"五味"。其中辛、甘属阳，酸、苦、咸属阴。带有阴阳属性的中药就是医生用来对抗疾病的"武器"，疾病偏阳，就使用阴性的中药制约它；反之，阳性中药专门对付阴性疾病，最终使身体达到阴阳平衡的状态。

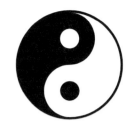

✕ 太极图

太极图

太极是一黑一白未分开的整体状态，好似两条相互颠倒的鱼，白色表示阳、黑色表示阴，各占一半，表示阴阳的相对性。双方以S形曲线为分隔，表示阴阳双方相互依存、相互化生。当一方增长时，另一方随之削弱；一方增长到最大时，恰好另一方开始增长；而且，当一方增长到最大时"眼睛"就会出现。这个眼睛又恰好是另一方的颜色，表示阴阳互根，"你中有我，我中有你"。最外面的圆圈表示整体、圆满，恰好是阴阳平衡时的状态。

五行学说

五行是宇宙大自然中五种物质木、火、土、金、水的属性。中医学按照五行属性把人体结构做了分类，于是有了"五脏""五体""五官"等概念。五行中蕴含着相生、相克、相乘、相侮四种关系，因此人体各结构之间的关系被定义，人体结构也因此与药物、食物、季节等巧妙关联在了一起。

例如，"木"的原意是树木向上、向外伸展的状态，《尚书·洪范》概括为"木曰曲直"，引申为凡是具有生长、升发、舒畅、调达作用或特性的事物，其属性都可以用"木"进行归纳。春季、酸味、青色、"角"调式的音乐都归入"木"。肝脏具有疏泄、调达、主升发的特性，属"木"。而与肝紧密联系的胆、目、筋、爪等也就统统归入"木"。假如肝脏机能下降或失调，就可以用酸味的中药调理，如白芍、山茱萸、山楂等。当然，青色（绿色）蔬菜，如菠菜、芹菜、韭菜等，"角"调式的音乐，如《江南丝竹乐》《庄周梦蝶》等，也对肝脏功能的恢复有帮助。

根据五行相生关系，水能生木。肾属水，比作母亲；肝属木，比作孩子。如果母亲生病就会累及孩子，称"母病及子"。例如肾虚型高血压，就是肾水不能涵养肝木，因而导致肝阳上亢，治疗原则是"虚则补其母、实则泻其子"。如果肝虚（气虚、血虚、阴虚）可以补肾，如果肝实（肝阳上亢）就需要关注心（肝的孩子），用泻心火的方法去治疗。根据五行相克关系，木克土，即肝克脾。例如肝火旺的人会出现脾胃功能失调，表现为胃胀、腹痛，或泛酸、泄泻等症状，称作"肝气乘脾"，治疗原则是"抑强扶弱"，采用疏肝健脾或平肝和胃的处方治疗。

此外，一个脏器患病会传变到相克的脏器，所谓"见肝之病，知肝传脾，当先实脾"。意思是，肝脏患病，要考虑传变到脾脏，因此临床治疗上要同时兼顾调理脾胃。这是中医"治未病"思想在临床实践中的具体应用，是一套充满古老东方智慧的诊疗思路。

PART 02
中医学独特的人体结构认知

中医学建立起象数、阴阳五行理论体系后，也就有了描述和标注人体结构、功能的工具。与现代医学不同的是，中医学人体结构并非建立在实体解剖基础上，而是用取象比类、从外知内、结构与功能统一的思路，构建起来的"功能系统"。

人体有形结构

中医学将人体的有形部分包括：四肢，五体（筋、脉、肉、皮、骨），五脏（肝、心、脾、肺、肾），六腑（胆、胃、小肠、大肠、膀胱、三焦），奇恒之腑（脑、髓、骨、脉、胆、女子胞），五官（目、舌、口、鼻、耳）。

除了三焦之外，人体其他结构的名称与现代解剖学的名词都有对应关系。这是因为早期英国传教士德贞、合信等人翻译西医解剖学时对照的中医解剖学资料是宋慈的《洗冤录》和王清任的《医林改错》，用中医已有的人体结构名词翻译西医解剖学名词。然而,他们并不清楚中医"藏象"的真正含义,也不知道中医学中的"脾"是人体消化、吸收等相关的生理功能的统称,而中医的"肾"却涵盖了生殖、神经内分泌调节、泌尿等多种功能。

因此,要真正读懂中医,就要学会中医的"建构"方法和思维模式,并善于使用逻辑思维的方法。

经络系统

除了有形结构,中医学认为人体还有一套看不见、摸不着的经络系统。经络遍布全身,向内联络五脏六腑,向外连接四肢、皮肉筋骨、五官七窍。这个纵横交错的经络系统也是运送精、气、血、津液的通道。经络通畅时,精、气、血、津液能输送到身体各处,濡养全身;经络不通,则气血不通,人体就会生病。

经络系统由十二经脉、十二经别、十五别络、奇经八脉、十二经筋、十二皮部构成。经脉系统如江河、湖泽,经脉就是人体中的大江大河,贯通身体上下、沟通内外,经别则是江河的主要分支,类似于乌江、嘉陵江等。别络又称络脉,是更低一级的经脉分支,构成经脉之间的横向联系。周身分布的更小的络脉又称浮络和孙络,类似于小溪小河。

奇经八脉有含蓄十二经脉及脏腑气血的作用。当经脉和脏腑气血旺盛时,奇经八脉开始蓄积;当人体各项功能活动需要调用大量气血时,奇经八脉会调出蓄积的气血,渗灌供应全身经脉,就像蓄积和调节江河水量

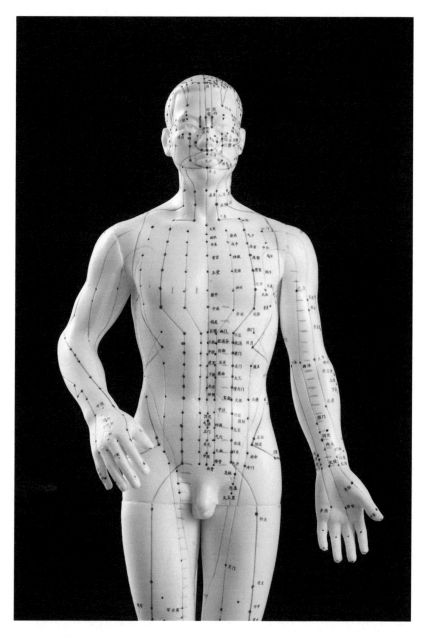

✕ 人体经络模型

的"湖泽"。人体的筋、肉、关节韧带等组织分别隶属于十二经脉，称十二经筋。将体表按十二经脉循行部位可分为十二皮部。经筋和皮部不属于经络，却是经脉气血结聚、散落之处。

有学者推测，经络学说的产生，是因为上古时期大禹治水的成功经验，启示古代先民治理水患在于"疏而不堵"。于是，古代中医学家联想到人体内也有江河、湖泽，人体的江河、湖泽也需要顺畅、疏通。大自然中的河道阻塞、淤积，河水就会溢出河道、泛滥成灾；人体中经络阻滞、气血不通，人就会生病。治水需要用铁锹、锹铲挖走淤泥，疏通河道；治病就要用"针具"疏通经络、调畅气血。可见，经络学说和针灸学理论来自古人对自然现象的深度观察和思考，是古人探索生命奥秘的伟大尝试。

穴位

无论是宋·天圣针灸铜人，还是清·光绪针灸铜人，体表都刻有很多孔穴。这些小孔多数位于经脉线上，称作穴位，针灸学名"腧穴"。中医学认为，人体体表的穴位是脏腑经络中的精气输注到体表的部位，因此用来作为针灸师做针灸治疗的刺激点。然而，仅靠我们的肉眼看不到经脉、穴位的存在。因此，长期以来，经络、腧穴成了一种带有神秘色彩的东方奇术。

人体表面共有多少个穴位？《黄帝内经》记载了160个穴位，晋代皇甫谧在《针灸甲乙经》里记载了349个穴位，北宋王惟一在《铜人腧穴针灸图经》里记载了354个穴位，明代杨继洲在《针灸大成》里记载了359个穴

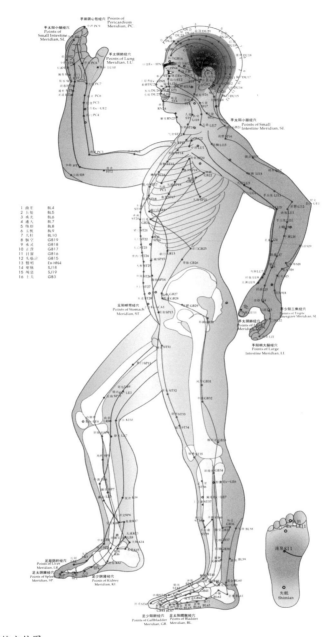

╳ 经络穴位图

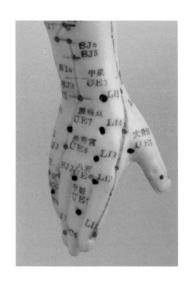

✕ 手部穴位图

位。到了清代，穴位数量增加到361个。2006年制订的国家标准的《腧穴名称与定位》增加了1个印堂穴，因此，人体有362个穴位。不过，362个穴位只是分布在14经（12正经加任督二脉）上的穴位。在14经穴之外还有一些特定功能的穴位，因为这些穴位在临床治疗中常常显现出神奇的疗效，故称"经外奇穴"，简称"奇穴"。此外，还有一些穴位，既无具体名称，也没有固定位置，以压痛点或反应点作定位。因为按压到这个点时，病人会脱口说出"啊！是这儿"，所以称"阿是穴"。

　　中医学的人体结构是以五行学说为模型建构起来的，它以五脏为中心，通过经络的联系、沟通，与六腑、五体、四肢、五官等结构相互配合，形成了局部与局部、局部与整体、人体与外界环境密切相关的统一体。这个系统里还运行着精、气、血、津液等生命物质，共同调控生命活动的有序进行。

PART 03
中医学中人体的基本物质

构成人体的基本物质是什么？多数人的回答大概是水、蛋白质、脂类、糖类、微量元素等。如果从元素角度理解，答案就会变成碳、氢、氧、氮、磷、硫、钙等。但是，中国古人是从哲学层面探究人体的物质组成的。《灵枢·决气》记录，构成人体的六种基本物质——精、气、血、津、液、脉，这六种基本物质最终要归结为"气"。

精气

中医学中的"精、气"概念来源于中国哲学的"精气学说"和"气一元论"思想，但概念的内涵发生了很大变化。中医学认为，精（又称精气）是人体生长、发育和生殖的精微物质，分为"先天之精"和"后天之精"。先天之精来源于父母，特指"肾精"，是藏在"肾"（特指中医学中的肾，被称作"先天之本"）中具有生殖功能的精微物质。后天之精来自食物的营养物质，称作"水谷精微"，是由脾胃运化而成。人体的五脏都可以藏精，但统归于肾，因此有"肾主藏一身之精"的说法。肾精充足，则全身精气充盈、生命活力强，能适应外界环境变化，身体不容易生病。反之，肾精不足，人体适应能力和抵抗力均差，很容易生病。因此，中医十分重视肾精的养护。

"气"是最能彰显中国传统文化特质的概念，也是把人、自然、社会有机联系在一起的概念。中医学理论认为，气为宇宙之原，也是生命之源，《内经》中就有"人以天地之气生，四时之法成"的说法。人体内的气通常分为元气、宗气、营气、卫气四种。

元气又称"真气""先天之气"，是生命活动的原动力。元气由肾所藏的先天精气化生，依赖后天脾胃运化水谷精气的充养和培育。它根源于肾，通过三焦布散到全身各处，发挥其生理功能——促进人体的生长发育和生殖，激发和推动脏腑、经络的各项生理活动。

宗气是积聚在胸中的气，由肺吸入清气与脾胃运化的水谷精气结合而成。宗气藏纳在"气海"（又称膻中），贯注于心肺。宗气的生理功能包括调节呼吸，调节气血运行、心脏搏动的强弱和节律，调节人体的肢体运动、感觉、声音的强弱等。

营气和卫气是阴阳相伴，营气为阴，卫气为阳。营气和卫气都来自脾胃化生的水谷精气，其中"清"的部分汇成营气，"浊"的部分化为卫气。营气和血液一起运行于脉中，卫气则运行在脉外，有护卫肌表、抗御外邪、控制汗孔、调节体温、温煦脏腑等作用。在温病学中，卫气营血是用来评估外邪入侵的病位及辨证论治的依据。

血和津液

中医学中"血"的概念接近现代医学的血液，而津液的概念则近似于现代医学的体液。

中医理论认为，脾胃是气血生化之源，肾中所藏的精气是生血的物质基础，心肺是转化血的场所，肝则是藏血的场所。血的生成和功能运行是五脏整体功能有序运行的综合体现。一个人气血充盈、运行流畅，则有"神"，表现为神志清楚、面色红润、反应灵敏；反之，气血亏虚，运行不畅，则无"神"，表现为精神萎靡、面色晦暗、动作迟缓等。中医将"望神"作为"四诊"的首要内容，通过"望神"可知人体气血盛衰以及气血运行是否通畅。此外，血和津液同源，血能化津液，津液重新回到脉内又能化血。血和精同源，精能化血、血能生精。脾胃功能虚弱或肾精亏虚，均可导致血虚；反之，血虚也能引起精亏。血和气互为根，气为血之帅、血为气之母。因此，气虚能引发血虚、血瘀；反之，血虚也会引起气虚。

清代名医王清任是擅长从血论治疾病的名医，他提出"补气活血、活血逐瘀"两大临床治疗原则，据此创制了十几首活血化瘀的处方，最有名的就是血府逐瘀汤，至今仍是中医常用的名方之一。清末的中西医汇通医家唐宗海（提出"中医长于气化，西医长于解剖"，与中医专家朱沛文共同编写了《华洋脏象约纂》一书）著有《血证论》，系统总结了前人关于气血关系、血证的生理及病理特点，为心血管疾病的诊断、治疗和预防提出了一系列方案，对现代医学仍有很大启发性。在中医理论的指导下，大量防治心血管病的药物被开发出来，有些已经进入国际市场，如丹参滴丸、华佗再造丸、通心络胶囊、地奥心血康、杏灵颗粒等。

PART 04
人为什么会生病

几乎每个人都有过生病的经历，可是人为什么会生病？现代医学给出的答案通常是遗传因素，细菌、病毒、寄生虫感染，环境影响，不良生活方式，身体老化……可是，古人还不知道基因、微生物、环境污染等概念，他们是怎样解释人为什么生病的呢？

整体与平衡

"天人合一"是东方哲学思想里最核心的概念之一，被中医学借鉴过来称为"天人相应"。在中医看来，人体受季节更替、气候变化、昼夜转换以及生活环境的影响，人与天地相参、与日月相应，和自然是一个整体。当然，人体自身也是一个整体，构成人体的各个组成部分在结构上不可分割，在生理功能上相互协调，在病理变化上相互影响。因此，中医认识健康和疾病的本质，需要始终从整体出发，把人体看作是一个复杂而完善的系统。当系统中的各个部分处于协调、平衡状态时，系统就能正常运转，机体就处在健康状态，反之将处于疾病状态。中医学对身体健康的认识可概括为"阴平阳秘"，治疗总则是"调整阴阳、以平为期"，使用药物的目的在于纠偏救弊，使机体恢复"阴平阳秘"的状态。

中医学对生命现象的理解可以用"整体—平衡"来概括，人体健康的标志是阴阳平衡、气血平衡、脏腑平衡；维持人体健康则需要膳食平衡、心态平衡，人与自然、社会和谐；人体生病时，中医给出的治疗方法是帮助人体恢复平衡。现在看来，中医"整体—平衡"思想或许就是最早的"生物—心理—社会"医学模式的雏形。

事实上，现代医学也强调平衡，如酸碱平衡、电解质平衡、代谢平衡、神经—内分泌平衡调节等。因此，中医学和西医学对于生命本质的理解在很大程度上是一致的，可相互借鉴、彼此认同，最终形成新医学、新体系。

"整体—平衡"思想也启迪中国先民走进大自然、探索大自然。他们深信，大自然不仅馈赠给他们赖以生存的空气、食物和水，也为他们预备了守护健康、治疗疾病的药物。遵循这样的思路，从神农尝百草到李时珍编修《本草纲目》，中华民族为全人类贡献了伟大的中药宝库。

人体维持了整体平衡，就能保持健康。平衡一旦被打破，人就容易生病。那么，在中医学看来，人之所以会生病，主要有哪些原因呢？

体质禀赋

中医学非常重视个体差异，认为每个个体在形态、机能和心理上都存在着特殊性，称作体质，明清以前的医书称其为"形""质"或"禀质""禀赋"。现如今，《中医体质学》已经发展成为一门专门研究人类体质与健康和疾病之间关系的分支学科。现代中医体质学把中国人概括成九种体质：平和质、气虚质、阴虚质、阳虚质、血瘀质、痰湿质、气郁质、湿热质、特禀质。一个人是什么体质，就容易患什么疾病。比如，痰湿体质的人容易患糖尿病、高血压、高血脂、中风等疾病。

体质是可以调节、调整或改变的。体质好坏与先天遗传直接相关，但也受到后天生活环境、生活习惯等因素影响。一个人现在的体质是过去逐渐形成的，而现在又在悄悄形成着将来的体质。除平和体质外，其余八种都属于偏颇体质，都可以通过适当的方法调整改变。清楚自己属于哪种体质，在日常生活中通过饮食、运动等方式改善自己的体质，提前阻断疾病发生的通路，这是中医学最具智慧的医学思想——治未病。

外感病因

在某些特定时期、特殊条件下，人体可能遭到致病因素的攻击，阴平阳秘的状态被打破，身体就表现为疾病状态。中医学术界综合了历代医家的观点，将导致人体患病的因素分为四类：外感病因、内伤病因、病理产物性病因和其他病因。

外感病因顾名思义，致病因素来自外界，分为"六淫"、疫气两类。六气是指自然界的六种气候现象，即风、寒、暑、湿、燥、火。如果六气变化异常和过于急骤，超出人体的适应能力，就可能导致疾病的发生。此时，六气则成为致病因素，称为"六淫"。疫气就是现代医学所说的传染病。中国古人并不知道引起强烈传染性和致病性的物质是微生物或病毒，但是已经发现这种邪气是通过空气或接触传播的，多从口、鼻、皮肤侵入人体，也会随饮食、蚊叮虫咬、血液等途径侵入人体。

"疫气"一词首次出现在明代医学家吴有性的《温疫论》一书中。由疫气引起的疾病称为瘟病、瘟疫病。从历史资料看，古代中国曾遭受过多种瘟疫的大流行，如：痘疮（天花）、大头瘟（流行性腮腺炎）、流行性出血热、霍乱、痢疾、麻风病、伤寒（急性肠道传染病）、鼠疫（黑死病）、血吸虫病、炭疽病等。在与各种瘟疫的斗争中，涌现出很多名医，如葛洪、吴有性、叶天士、吴鞠通、薛雪、王孟英等，也开始了人类历史上最早的人工主动免疫的尝试；与瘟疫的斗争也促进了中医"温病学"的建立和发展，从而使温病学成为一门独立的学科。

内伤病因

内伤病因是相对于外感病因而存在的，主要包括七情内伤、饮食失宜、劳逸失度。

七情内伤属于情志病范畴。七情包括喜、怒、忧、思、悲、恐、惊七种情志活动，是人体对内外环境刺激做出的不同反应。根据中医藏象学说，七情分属于五脏，其中怒归于肝，大怒会伤肝；喜归于心，大喜能伤心；思归脾，极度思虑会伤脾；悲、忧与肺相关，过度悲忧伤肺；惊、恐与肾相关，惊恐会伤肾。如果一个人的脏腑"精、气、血"充盈，生理功能正常，则喜、怒、忧、思、悲、恐、惊就是正常的情志变化。反之，如果情志活动超出人体的生理调节范围，就会出现脏腑气机紊乱、阴阳失调，呈现疾病状态。因为病由内生，因而称"内伤七情"。中医学有一个著名的语录："怒则气上，喜则气缓，悲则气消，恐则气下，惊则气乱，思则气结"（《黄帝内经·素问·举痛论》），对指导现代社会心理疾病的防治依然有现实意义。

饮食失宜主要指不合理膳食。古人观察发现，饮食不节（不定时饮食，饥饱失常）会导致脾胃运化功能失调；饮食不卫生或饮食腐败变质会直接导致食物中毒；而饮食偏嗜、饮食结构不合理都会导致阴阳失调。

劳逸过度包含过度劳倦和过度安逸。过度劳倦又包括过度劳力、过度劳神和房劳过度三个方面。中医认为，过度的体力劳动和脑力劳动都会积劳成疾。与过劳相反，过度安逸，很少从事劳动和运动锻炼，会导致人体气血运行不畅、筋骨软弱无力、脏腑功能衰退，也是致病的重要原因。

病理产物性病因

病理产物是疾病过程中，人体气血津液代谢紊乱、脏腑经络等功能异常而产生的物质，如痰饮、瘀血、结石等。这些物质能引起更复杂的病理变化，成为一类新的致病因素。

痰饮中稠浊的叫"痰"，清稀的称"饮"，更稀的是"水"。中医认为，形成痰饮的原因是水湿停聚，积水成饮、饮凝成痰。我们随口吐出的"痰"，中医称之为有形之痰。与之相对应的称无形之痰，可以说是中医的独创性发现之一。有时候，感觉咽喉部位卡着啥"东西"，咳之不出、咽之不下，中医学称之为"梅核气"。这个梅核气就是无形之痰。除此之外，中医认为痰无处不在，是引起多种疾病的共同病因，因此有"百病多由痰作祟"的说法。"饮"和"痰"的主要区别是停留部位不同，饮的性质清稀，流动性大，多停留在人体的脏腑组织间隙或疏松部位；痰的性质黏稠，常流窜于身体器官之中。由于二者存在共同的致病特点，通常合称"痰饮"。在中医眼中，痰饮和湿邪一样，也是很难对付的"敌人"，所引发的都是一些复杂、难治性疾病，故有"怪病多痰"的说法。

在中医学里，"瘀血"和"血瘀"是不同的概念。血瘀是指血液运行不畅或瘀滞不通的状态；瘀血是一种病理产物，包括"离经之血"和血管内的瘀血。离经之血是指多种原因导致血管破裂，血停留在组织或器官里，如外伤引起的瘀青、脑溢血、消化道出血引起的便血等。血管内的瘀血是指由于脏腑功能虚弱或气虚，导致血液运行不畅，血停滞在皮下或脏器血管中，如静脉曲张部位的瘀血。

而肝、胆、肾、膀胱和胃都可能形成结石，停留在某些狭窄部位，阻滞气机，影响气血津液运行，导致出血或疼痛。

其他病因

中医学把不好归类的致病因素，如先天遗传因素、各种外伤、寄生虫、毒蛇猛兽咬伤、中毒、药物副作用以及医源性因素等统一归属为"其他病因"，这与现代医学观点基本一致。

PART 05
中医用什么方法诊断

没有正确的诊断，就没有合理的治疗。疾病的变化是错综复杂的，医生要在千变万化、纷繁复杂的临床表现中抓住疾病本质，对病情做出正确判断。这不仅需要深厚的医学基础，还要有必不可少的技术、方法。

中医重视"证"，而不是"病"。证是人体在致病因子的作用下，脏腑功能、阴阳平衡协调被破坏后出现的一种生理失常的状态。这种异常的状态可在人体产生不同的临床表现。这些临床表现可通过中医"四诊"来收集汇总。通过"望闻问切"所获取的生命信息可以归纳为阴阳、表里、寒热、虚实，称"八纲辨证"。通过四诊信息，对病人病理、生理状态做辨证，接下来就可以对证给药，概括为"辨证论治"。

中医四诊

中医传统诊断方法有望、闻、问、切四种，称"四诊"。其实，西方医学最基础的诊断方法也是"四诊"，即视、触、扣、听。尽管现代医学检测技术越来越先进，但是医生仍然最信赖自己感官的功能。因为他们坚信，

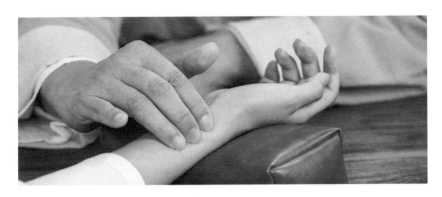

✕ 诊脉

"视触扣听"里藏着先进仪器探测不到的生命信息。

　　这种传统的个体化诊断方法，对医生自身的状态、学识和经验都有很高的要求，因此有"望而知之谓之神，闻而知之谓之圣，问而知之谓之工，切而知之谓之巧"的说法。"神圣工巧"强调"四诊"同样重要，生命宝贵，要四诊合参，才能对疾病做出准确的诊断。

望诊

　　望诊是通过观察病人来获取与疾病有关信息的诊断方法。据《史记·扁鹊仓公列传》中记载，扁鹊第一次见齐桓侯，就诊断他有病，且病在肌肤表层，很好治，然而齐桓侯不相信。过了五天，扁鹊第二次见齐桓侯，发现齐桓侯的病已经转到血脉了，但齐桓侯还是不相信。又过五天，扁鹊第三次见齐桓侯，一望就发现病到了胃肠，再不治恐怕就来不及了，然而齐桓侯仍旧不信。再后来，扁鹊看见齐桓侯，转身就溜走了。齐桓侯很纳闷儿，派人去询问。扁鹊回答，前几次还有办法医治，现在病已经转入骨髓了，无药可治了。果然，没过几天，齐桓侯病倒，很快死了。在这个故事里，扁鹊靠望诊，掌握了齐桓侯是否有病、病位深浅、病变过程等信息。事实上，经过专业训练，中医都能用眼睛观察患者全身、局部及排出物等表现，了解机体内部生理和病理的变化。望诊有直观、方便、快捷等特点，被列为四诊之首。

望诊的基本方法可以借用"察颜观色"这个成语来形容，例如心脏患病面色偏红，肺脏患病面色偏白，肾脏有问题面色偏黑……在中医看来，"色"和"泽"是有区别的，有光泽的颜色才是健康色，没有光泽，大概率是生病了。

中医望诊中，望舌最受重视，可以说是中医诊断学的特色，并逐渐发展为相对独立的诊断方法，叫舌诊。古人说，舌乃心之苗、脾之外候，联络五脏六腑。因此，脏腑、经络一旦发生病变，舌象会出现相应的变化。此外，舌体血脉丰富，舌下有唾液腺，因此舌体的颜色、形态与气血盛衰有关，舌体和舌苔的润燥程度与津液的盈亏有关。通常来讲，舌的颜色淡表示血虚，舌体胖大表示气虚，舌苔白为湿，舌苔黄为热，黄苔越厚重表示湿热越重，黄苔越靠近舌根部表示湿热所在的部位越靠近下焦。

舌尖对应上焦心肺，舌中部对应中焦脾胃，舌根部对应下焦肾，舌两边对应肝胆。

许多古老的国家和民族都有"相面术"，简称"相术"，通过看人的五官位置、形态来推测其贵贱安危、吉凶祸福、生老病死。为此，中医的望

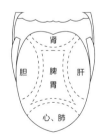

╳　舌面脏腑部位分属图

诊和"相术"常常被混淆，被看作玄幻、神秘的方术。客观来说，"面相"与人体健康之间确实存在一定的关联性，人体五脏病变的"蛛丝马迹"，常常会浮现并暴露在患者的脸上。比如有肾病的人常耳黑、额头黑、面色乌暗；焦虑抑郁、精神紧张的人眉心常有川字纹；耳垂有皱褶的人易患动脉硬化、冠心病；嘴唇苍白的人血虚，嘴唇焦干的人心火旺、脾胃有热；嘴唇肿的人脾胃火旺或食物过敏，嘴唇紫绀的人心肺患疾、缺氧，口角糜烂的人心和小肠火旺，而鼻唇沟（人中）平坦无沟的人可能存在生殖功能方面的问题……

如今，面相与疾病的关系引起很多研究关注。如果二者之间确实存在相对稳定的对应关系，计算机和人工智能专家就可以借助"人脸识别"技术开展疾病诊断和健康管理，甚至可以应用到人力资源管理、保险业、军事、刑侦等多个领域。反过来，这些技术的广泛应用将积累出珍贵的大数据资料，从而揭示中医望诊的科学原理，为中医诊断提供理论依据。

闻诊

闻诊中的"闻"字有听和嗅两方面的含义，是一种通过听声音和嗅气味来诊断疾病的方法。人体脏腑在生理活动和病理变化过程中会产生和发出的各种声音，如咳嗽、呼吸、嗳气、叹息、鼾声、肠鸣等，这些声音出现异常是五脏六腑遭受病邪侵袭时发出的求救信号。

单是不同的咳嗽声就能传递出很多疾病信息：咳嗽无力、咳声低微属虚证，咳声响亮属于热证，咳声重浊、沉闷是实证，干咳是燥证，咳声如犬吠是火毒攻喉（白喉），顿咳伴随鸡鸣音是百日咳……如果一个人时不时地叹息或叹气，可能因为情志不遂、肝气郁结；如果一个人的嗳气（俗称打嗝）响亮多属肝气犯胃，嗳气低沉多属脾胃虚弱，嗳气不断多属寒邪犯胃。如果再配合嗅气味，诊断会变得更加明确，如口气很臭的人有消化不良、胃肠积滞的问题，出汗有臭味的人多有温热病或瘟疫，口气和尿有烂苹果气味的人多是消渴症（糖尿病）。

问诊

无论是中医还是西医，都需要询问患者的主观感受、既往病史、家族史、生活习惯等。不同的是，中医和西医在问诊时所关心的内容有所不同。中医问诊的内容更为宽泛，除了了解常规信息，更关注病人是突发病还是起病缓慢，症状在白天加重还是夜里加重，平时怕冷还是怕风，白天爱出汗还是晚上睡着了爱出汗……明代的名医张景岳曾创作过一首所有学中医的人都熟记的《十问歌》："一问寒热二问汗，三问头身四问便，五问饮食六胸腹，七聋八渴俱当辨，九问旧病十问因，再兼服药参机变，妇女需问经带产，小儿痘疹全占验。"随着时代发展和疾病谱的改变，"十问歌"的内容也不断变化，清代名医陈修园修改过"十问歌"，现代中医也在"十问歌"里加入了问睡眠、问疼痛性质等内容。

然而有些人认为，不问患者，只通过诊脉就能准确说出病情、病位及临床表现的才是"神医"。病人往医生面前一坐，一声不吭，伸出手腕；医生也不发一语，搭脉、沉思。诊脉结束，医生说出患者得了什么病，病情如何，说准了开方抓药，皆大欢喜；说不准，患者转身就走。这种故弄玄虚的行径，是中医界鄙视和极力反对的。

切诊

切诊包括触诊和脉诊两部分，通常提到切诊主要指切脉，即脉诊，俗称"号脉""把脉"，是中医诊断学中独具特色的诊断方法。自古以来，脉诊就被罩上一层神秘面纱，常有"心中易了，指下难明"的说法。

中医脉诊起源于人们对"脉"的了解。心脏搏动产生的动力推动血液在脉管内正常运行，从而形成脉搏和中医所说的"脉象"。气血不足，脉象会细而无力，称细脉或弱脉；感受寒邪或气滞，脉象紧得像弓弦，称之为弦脉；感受热邪，体内积食或有痰饮，脉动如放在盘子里的珠子滑来滑去，称滑脉；体内有湿邪，脉会弱而细软，搏动力弱，重按消失，称濡脉……类似的脉象在李时珍的《濒湖脉学》一书里概括了28种之多。

早期的诊脉方法很复杂，需要切按患者颈部、手腕部、足面部的脉动，中医学称"人迎、寸口、趺阳"三脉，用来诊察"上、中、下"的气血变化，称"三部九候"法，后来逐渐简化为只切按手腕部的"寸口"脉（桡动脉所在位置）。"寸口"脉分为寸、关、尺三部，对应人体的脏腑。其中，左手寸、关、尺分属心、肝、肾和膀胱，右手寸、关、尺分属肺、脾、命门。如此一来，"寸口"变成了人体五脏六腑的窗口，脏腑经脉气血盛衰，都在寸口脉上体现出来（如图）。就像气象反应天体运行信息一样，寸口的脉象也体现了人体生命运行的信息。

四诊合参

四诊合参，简单说就是四诊相互补充、相互印证、综合运用，从整体上把握疾病信息。我们知道，疾病的发生和演化是一个复杂的过程，准确

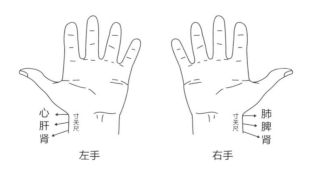

✕ 寸口与脏腑对应关系图

的诊断是治疗的前提。在诊断过程中，能收集到的患者资料越全面、越详细，就越有助于医生做出准确的诊断。医生通过望闻问切，从不同的角度检查病情和收集临床资料，不能互相取代，更不能以一种诊法取代全部。《难经》里将"望闻问切"分别对应为"神圣工巧"，紧接着又提出"以外知之曰圣，以内知之曰神"，强调的就是内外兼顾、四诊合参。

古人兼收并蓄、融会贯通的思想启发我们，要尽快打破传统与现代的界限。那些能帮助医生做出准确诊断的现代医学检测技术，如X线、B超、CT、核磁共振、胃镜、肠镜、喉镜等，延伸了"望诊"和"闻诊"的功能；心电监测仪、脑电检测仪、血气检测仪等延伸了"切诊"的范围，而基因检测以及生物信息学技术让"问诊"变得更精准，为精准治疗提供了强有力的支撑。

八纲辨证

通过四诊所获得的临床资料，需要进一步分析综合，辨别疾病现阶段病变部位的深浅、病情性质的寒热、正邪相争的盛衰以及病证类别的阴阳属性，在中医学中被称为"八纲辨证"。其中，八纲指"阴阳、表里、寒热、虚实"四组有关疾病抽象、笼统的性质，在诊断过程中发挥执简驭繁、提纲挈领的作用。

证、证候、病症

证是中医学特有的概念，是人体的脏腑功能、阴阳平衡状态遭到破坏后，表现出来的一种失衡状态，也是中医对疾病当前所处阶段的概括。证都有名字，称证名，如气虚证。每个证都会表现出一系列症状及体征，称作证候，如气虚证的人常常表现为气短懒言、神疲乏力、头晕目眩、自汗、舌质淡等。病症又称临床症状，是疾病过程中表现出来的个别、孤立现象，可以是病人的主观感觉，如怕冷、头疼，也可以是医生检查出来的异常征象，如白细胞增多、血压高、血糖高等。

"证、证候"之间的区别很微妙，类似"节气、气候"。气是看不见、摸不着，却客观存在的，并推动着世间万物运行变化（类比为人体）。气在一年内发生24次明显的变化，每个变化都有名字，称节气，如立春、春分、夏至、秋分、冬至等（类比为证）。而节气的外化特征就叫气候，如芒种节气有三候，螳螂生、鹏始鸣、反舌无声（类比为证候）。我们观察到某些气候特点就知道是什么节气；同理，观察到怎样的证候特征就能判断是什么证。

同病异治和异病同治

在中医临床诊疗中常有这样的现象：患上同一种病的人有可能拿到不同的处方，而同一张处方有时候用来医治不同的病，中医学称之为同病异治和异病同治，体现了中医辨证论治的精髓。

"同病异治"一词出自《素问·异法方宜论》，指同一病症，可因人、因时、因地不同（三因制宜），治疗方法各不相同，即"同病—异证—异治"。用风寒感冒为例，患者如果是年轻力壮的年轻人，可以用辛温解表的麻黄汤，使寒邪随汗而出；如果遇到体弱、年老的人就要换成扶正祛邪的败毒散，培补元气，祛邪外出。同样是感冒，如果在春天发病，宜用祛风散寒的香苏散治疗；如果在夏天发病，常用辛凉解表的银翘散或桑菊饮治疗；如果在秋天发病，中医会用滋阴润燥的桑杏汤治疗；如果在冬天发病，则很大概率用辛温解表的麻黄汤、桂枝汤。

异病同治指不同疾病，在其发展过程中往往表现出相同证候，因而采用相同方法治疗。例如，胃下垂、久泄脱肛、脾虚型便秘、女性子宫下垂以及盆底功能障碍等属于不同疾病，但在中医看来均属于中气下陷证，都可以用升阳举陷的补中益气汤来治疗。

辨病和辨证

辨病就是确立疾病的名称，这里特指中医病名，如鼓胀、呃逆、心痛等。随着现代医学传入中国，大量西医临床病名也逐渐融入中医诊断中，如糖尿病、肾病、冠心病、萎缩性胃炎、肿瘤等。中医诊断方法也随之改变，逐渐形成了现代中医的"病证"结合的临床思维模式，使诊断更清晰、治疗更精准。例如，黄疸是病名，结合中医辨证可分为阴黄、阳黄两类，阴黄要使用茵陈四逆汤治疗，阳黄则用茵陈蒿汤治疗。

病证结合，不仅能促进中医学的发展和完善，也将推动现代西医学的改革，是现代中医药学发展的必由之路。现代社会，亚健康、慢性病、老年病以及心身性疾病成为主体，这些恰好是中医学的优势病种。随着"生物—心理—社会"医学模式的提出，现代医学理念正在发生一场前所未有的大变革。医学不再过分强调疾病，而是转为关注生病的人，以及这个人所处自然环境、社会关系，以"生命为中心"的传统医学理念开始受到重视。医道唯实、中西同途。

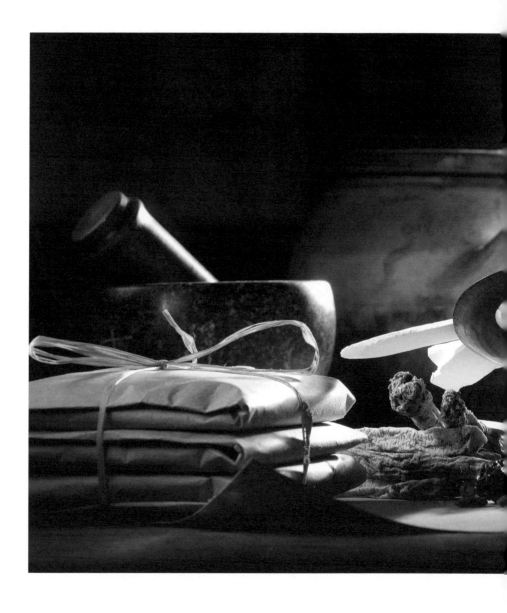

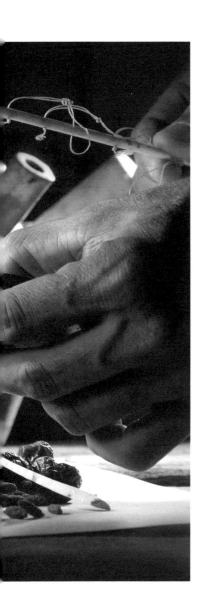

第四章

中药，献给
全人类的珍贵礼物

中国先祖在寻找食物的过程中，积累出"本草"、"本草学"、方药等概念。然而，中药并不等同于植物药、动物药、矿石药。因为中药体系健全，有系统的理论、有处方用药的规律、有历经千年的医事制度……中药是中华民族贡献给全人类的珍贵礼物。

中医药　东方智慧之学

╳

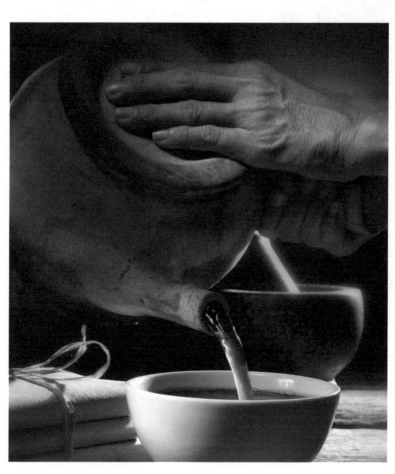

PART 01
什么样的才算中药

　　《神农本草经》里只有365种中药，明代李时珍编著的《本草纲目》中的中药数量则增到1892种，其中有很多外来品种，如乳香、没药、阿魏、番泻叶、西洋参、龙脑香、安息香、郁金、诃子等。一种"药材"要具备什么条件才能算作中药呢？

　　判断某种药物是不是中药，主要是看它是否具备药性，是否能在中医药理论指导下使用。只要具备药性：四气、五味、升降浮沉、归经、有毒和无毒，就可以算作中药。

四气

　　四气指的是寒、热、温、凉四种性质，是由药物作用于人体所产生的不同反应和所获得的不同疗效而总结出来的。例如，一个病人发热、咽喉肿痛、面红目赤，表现为"热证"，吃下生石膏、知母、栀子、黄芩等药物后，上述症状得到缓解或消除，表明这些中药的药性是寒凉的；反之，一个病人面色苍白、手脚冰凉、畏寒怕冷，表现为"寒证"，服用附子、干姜、肉桂、桂枝等药物后，上述症状明显减轻或消除，说明这些中药的药性是温热的。"疗寒以热药，疗热以寒药"（《神农本草经》），意思是寒凉药用来医治阳热证，温热药用来治疗阴寒证。

五味

五味指的是酸、苦、甘、辛、咸五种不同的味道。一方面，五种味道是通过嘴巴品尝出来的，是药物真实味道的反应。另一方面，又包含药物作用于人体所产生的不同反应。简单归纳就是：酸收、苦坚、甘缓、辛散、咸软（《素问·脏气法时论》）。

酸味的中药具有收敛、固涩的作用。如五味子固表止汗，乌梅敛肺止咳，五倍子涩肠止泻。因此在临床遇见患者出汗过多、腹泻、尿频时，中医会用到五味子和乌梅。

苦味的中药具有清热泻火、通泄大便的作用。中药里有四种非常有名的苦药：大黄、黄连、黄芩和黄柏。大黄是泻下药，能涤荡肠道里的"宿食""实热""留饮"，就像一位驰骋疆场的大将军，因此被誉为中药里的"将军"。黄连与黄芩、黄柏并称"三黄"，是清热燥湿药的代表，都是有名的苦药，因此民间有一句歇后语"哑巴吃黄连——有苦说不出"。日常生活中也有很多苦味的食物，如苦瓜、苦菜、莲心等，同样有清火的作用，适合经常"上火"的人食用。

甘味，不完全等同于甜。喝一口绿茶，先是淡淡的苦，随即喉咙里泛

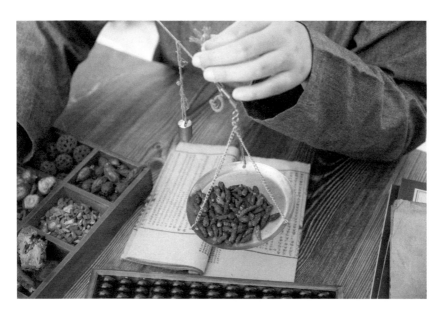

✕ 香附子

起淡淡的甜，即回甘。甘味中药都有补益、和中、调和药性和缓急止痛的作用。如人参大补元气，熟地滋补精血，甘草调和药性。甘味的食物很多，如大枣、蜂蜜、糯米、饴糖等，同样能补益气血。

辛味，就是吃芥末、葱、蒜、韭菜时的感觉。我们常说的辛辣，其实是两种味道。辣椒的辣并不带辛味。辛味中药通常带有芳香味，如紫苏叶、木香、川芎等。按照药性理论，中医把酒也归入辛味。酒早期曾是非常重要的药物，繁体字的医字（醫）的偏旁里就有酒。

咸味中药有泄下通便、软坚散结的作用。如芒硝泻热通便、鳖甲软坚散结。

依据五行学说，五味入五脏。《素问·宣明五气篇》有："酸入肝、辛入肺、苦入心、咸入肾、甘入脾"。当然，临床问题错综复杂、千变万化，中医用药并不拘泥于中药的"四气""五味"理论，这也体现了中医"三因制宜"的特点。

升降浮沉

中医学认为，人在生病时常出现一些带有方向性的症状，比如呕吐、咳喘是向上的；泄泻、脱肛则是向下的；自汗和盗汗都是向外的；腹痛、心烦是向内的。针对上述症状，中医通常会使用相应的中药让向上的症状沉降下来，向下的提升上去，向外的收敛，向内的泄利，从而达到驱逐病邪、恢复机体平衡的目的。于是，中药就被赋予了升、降、浮、沉的特性。其中，升浮药能向上、向外，有升阳举陷、发散表寒、祛风散寒、涌吐开窍等作用，如升麻、黄芪、麻黄、菊花、蝉蜕等；沉降药能下行、向内，有潜阳息风、重镇安神、利尿渗湿、消导泄下等作用，如大黄、芒硝、枳实、牡蛎等。中药升降浮沉的药性一方面取决于自身的气味和质地，另一方面也受药的不同炮制方法的影响。如大黄，原本是沉降药，但经过酒的炒制就具备了升发作用，用来医治目赤头痛。在临床上，中医还可以通过中药配伍，趋利避害，发挥每种药物的最佳药效。

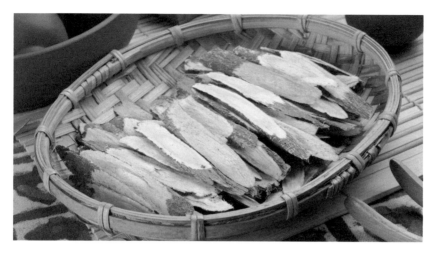

✕ 黄芪

归经

　　经过长期的临床观察，古代中医发现有些中药对特定的脏腑、经络作用明显，具有选择性和亲和性，称为归经，意思是药物可归属到某条经脉所络属的脏器。比如，桑白皮和杏仁可归肺经，朱砂和丹参归心经，黄连归胃经，龙胆草归肝经，泽泻归膀胱经……明确药物作用的趋向，中医在临床遣方用药时就能做到有的放矢，精准投放了。这或许是"精准医学"的早期萌芽。

　　此外，中药归经理论也包括"引经"（民间称"药引子"），意思是说，某些归经的药物还能引导其他药物的药力到达病变部位，称"引经药"。例如，中医认为头痛的部位与经络有关，前额痛是足阳明胃经的问题，偏头痛则是手少阳三焦经的问题，而枕部连着项背痛与足太阳膀胱经有关。为了让常规药物的药力直达病灶，中医治疗前额痛会加入白芷，治疗偏侧痛加柴胡，治疗枕部痛加羌活、蔓荆子。这几种药物就是常用的引经药。

有毒和无毒

民间流传"是药三分毒"的说法，让人产生中药都有毒的错觉。《神农本草经》下经中有125种"毒药"，其真正含义要联系上下文来理解。《本经》把药物分成上、中、下三品。上品药有很多是人们平时常吃的食材，中正、平和，可以每天食用，用以滋养生命。中品药略有偏性，主要用来养性。下品药的偏性大，用来纠正人体出现的重大疾病，达到以偏纠偏的目的。广义上来说，毒的含义就是药。在中医人的眼中，药也是毒，是能毒死病邪的有力"武器"。当然，偏性强的药物如果服用不当，当然会引起毒副作用。古人也发现这个问题，因此强调辨证用药、合理配伍、中病即止的用药方针。

中药加工炮制

有些时候，中医在处方上会开出"酒大黄""姜半夏""醋香附""盐黄檗""炒白术""麸山药"……这是强调用经过炮制的饮片入药，其中的酒、姜、醋、盐、炒、麸指的就是该药材的炮制方法。

炮制又称炮炙、修治、修制等，主要指生药材加工成饮片的过程，是中国特有的传统制药技术。中国有句老话：中药不传之秘密在于炮制。

中药炮制有悠久的历史和传承。第一部炮制学专著出现在南北朝时期（约5世纪），是雷敩（xiào）编著的《雷公炮炙论》。到了明代，第二部炮制专著《炮炙大法》出版，作者是缪希雍。清代，中药学家张仲岩编著了

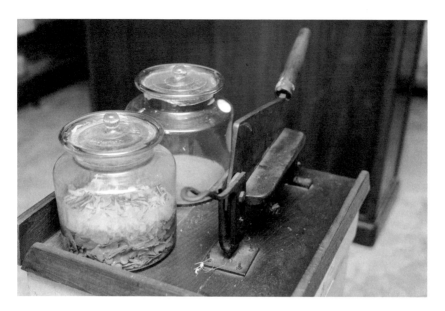
✕ 中药炮制工具

中国历史上第三部炮制专著《修事指南》。发展到今天，中药炮制方法日益增多，炮制经验日趋丰富。中药为什么要炮制呢？

没有经过处理的新采收药材叫原生药材（简称生药），或良莠不齐，或掺杂着一些杂质。有些生药的毒性成分多、不良反应大，有些则药性不显著。经过特定的炮制处理，药材不仅便于使用，利于贮藏，而且能起到增效减毒、改变药性的作用，使其品质提高，患者用药就更安全可靠。

PART 02
大有讲究的中药名

中药包罗万象，药名丰富多彩，常用的就有1000多种。那些多姿多彩的中药名吸收了中华文化的精华，不断绽放着古老文明的智慧光芒。中药大多是天然的，是大自然恩赐给人类的珍贵礼物。中国古人相信："人身体上的任何病，一定能从大自然中找到它的解药"。

道地中药

有些中药名包含着产地信息，如川楝子（四川）、广陈皮（广东）、广藿香（广东）、云苓（云南）、怀山药（河南）、苏合香（古苏合国）、党参（山西上党郡）。因为水土、气候、日照、生物分布等生态环境的不同，药材的质量与地域有关，因此中药有"道地药材"的说法。其中"道"是行政区的名称，规模相当于现在的省；"地"特指物资的集散地，通常设置在交通便利的地方。

历经多年临床检验，中国形成了十大道地中药产区（另有15大产区的说法），如关药（东北三省），北药（河北、山东、山西、内蒙古），怀药（河南），浙药（浙江），南药（秦岭以南地区），川药（四川、重庆），云药（云南），贵药（贵州），广药（广东），海药（海南），藏药（西藏）等。一些著名中药产区的中药也深入人心，也成了中国人挂在嘴边的谈资，如"关药"：人参、鹿茸、蛤蟆油等。"四大"南药：槟榔、益智仁、巴戟天、砂仁。"四大"怀药：怀地黄、怀山药、怀牛膝、怀菊花。"浙八味"：杭麦冬、杭菊花、浙元参、延胡索、白术、山茱萸、白芍、浙贝母。

冬虫夏草

冬虫夏草，一种生长在高寒地区，冬天像虫、夏天像草的菌类，也是一种中药材。现代中药学家通过一系列研究，揭示了冬虫夏草的成因：一种寄生菌在冬季时钻进蝙蝠蛾幼虫体内生长、繁殖；到了第二年夏季，这种菌的菌丝从"虫子"的头部生出一个子座（菌丝体），一直伸出地面，看上去像一棵草。因此，冬虫夏草要在夏至前后挖才外形完整、药用价值高。很长一段历史时期，冬虫夏草一直在西藏地区使用。明代李时珍的《本草纲目》里并没收录冬虫夏草这味药。由此推测冬虫夏草是明代以后才传到内陆地区的。

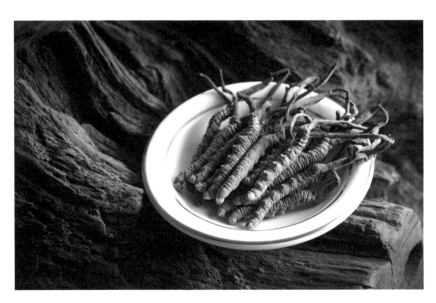

✕ 冬虫夏草

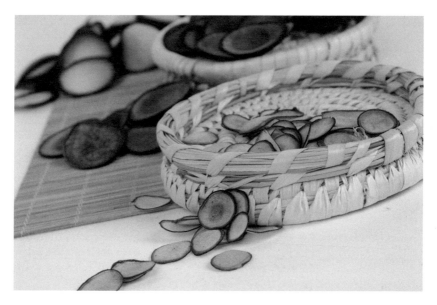

✕ 鹿茸

　　如今，又出现了一些"新"道地药材，如云南三七、东北辽参和河北承德的延胡索、陕西天麻等。近年来，中药专家积极研究道地药材的引种、栽培和人工培育。也许有一天，道地药材的名称会退出历史舞台，然而它所蕴含的中医药文化将代代相传。

有趣的药名

　　人类发现中药后，为了方便应用，会给它们起一个既好听又好记的名字。多数中药的名字都生动形象且传递出中医药文化的气息。有些中药名包含四气五味的药性信息，如细辛（辛味）、甘草（甘味）、苦参（苦味）、酸枣仁（酸味）、五味子（五味俱全）。有些中药名直接标明功效，如防风（防御风邪），泽泻（泻水湿），益母草（治多种妇科病），骨碎补（治疗跌打损伤），续断（续筋骨、治骨折），决明（清肝明目）等。有些中药名因生长季节而得名，如半夏要在夏季过半时采摘（农历五月间）；夏枯草是生长到夏至后变枯萎了采收。

　　古人给中药起名可以说用尽心思。依着十二生肖顺序有：鼠妇、牛膝、虎杖、菟丝子、龙骨、蛇床子、马钱子、羊蹄草、猴枣、鸡血藤、狗脊、猪苓。使用各种数字的有：零余子、半边莲、一见喜、两面针、三白草、四方藤、五味子、六月雪、七星剑、八月礼、九香虫、十大功劳、百部、千年健、万年青等。

　　中药大家族里有一些很不雅的药物，为了不引起患者的反感，药名通常起得雅致有趣，甚至让人拍案叫绝。"百草霜"这味中药有很好的止血功效，其实它就是锅底或烟囱里的灰。古人描述它是焚烧百草留下的霜，顿时显得诗情画意起来。"伏龙肝"这味中药其实是土灶或火炕里的土。中药中有一类是动物粪便类，为了避嫌，通常叫成"砂"

使君子

中药使君子有驱虫消积的作用，得名于一位医生。相传，北宋年间，潘洲一带有个叫郭使君的医生，精通医道，深得乡邻尊敬。有一次，他上山采药发现了一种结在藤状植物上的果实，采回来研究发现，这个药能杀虫、治小儿积食。每当遇到疳积、虫积的患儿，郭使君就用这个药去医治，效果非常好。于是人们给这个药取名叫"使君子"。

"脂"或"香"，如蝙蝠的粪便叫夜明砂、兔子的粪便叫作望月砂、蚕宝宝的粪便叫蚕砂、飞鼠的粪便叫五灵脂、鲸鱼的粪便叫龙涎香、麻雀的粪便叫白丁香。

还有一些中药为避皇帝的"名讳"，被迫改名，如中药恒山。为了避汉文帝刘恒的名讳，改叫常山。山药，最早叫薯蓣（yù），因为和唐代宗李豫的名字同音，改称薯药。不曾想，到了宋朝，宋英宗名字叫赵曙，于是薯药又改叫山药，一直沿用至今。中药里有不少带有玄字的，为了避清代康熙帝（玄烨）的名讳，"玄"字统统改成元，如元参、元胡索、元明粉等。

陈年好药

在中药大家庭中，有些药存放越久品质越好，"六陈"就是这样。六陈包括陈皮、半夏、麻黄、吴茱萸、枳壳、狼毒。名方"二陈汤"就因有陈

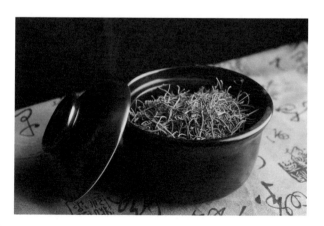

╳　徐长卿

皮、半夏二味陈年老药而得名。除此之外，艾绒也是陈年的好。《孟子》里就有"七年之病，求三年之艾"的记载。中国民间经常有人炒作陈年老药，宣传老药的滋补作用更强，于是收藏陈年老中药的人很多，如陈年阿胶、陈年老桔、陈年鹿茸等。事实上，药材都有一定的保质期，陈药也不能无限期的贮存，且需遵循严格的规范，科学存放。

徐长卿

北宋年间，皇帝赵匡胤整日饮酒纵欲，患上了难治的胃病，多位御医出手也没治好。一位精通医术的大臣徐长卿，上山采回一种不知名的药材，给皇帝吃下去，胃病很快就痊愈了。皇帝一高兴，给这药钦赐了一个名字，叫徐长卿。徐长卿这味药从此成为重要的祛风湿中药。

PART 03
方剂好不好，重点看配比

中医治病时，开出的处方都会包含很多种中药，被称作"复方"。中医搭配中药遵循着一定的规则，甚至是一种定式，称为"方剂"（也称医方）。那么，中医是根据怎样的规则搭配药物、开出方子呢?

远古时候，人们多用单味药医治各类疾病。在《神农本草经》和《黄帝内经》成书的时代，医学家们从带兵打仗、治理国家的方法里得到灵感，提出"君、臣、佐、使"和"七情和合"的中药配伍理论。《神农本草经》最早提出"君臣佐使"的配伍原则，常用"一君、二臣、三佐、五使"或"一君、三臣、九佐使"的规则组方。其中，君药是全方的灵魂，针对主证和主要病位起主要治疗作用；臣药又叫辅药，用来弥补君药的不足或增强君药的作用；佐药用来辅佐君药和臣药，治疗兼证、佐制或反佐君药和臣药的偏性；使药则起到调和诸药、引经报使的作用。

《神农本草经》还提出"七情和合"的中药配伍原则。"七情"指的是药物之间的七种关系，即单行、相须、相使、相畏、相恶、相反和相杀。简单讲，有些药物合用时，能明显增强原有药物的功效，称作相须或相使；有些药物合用却使原有药物的功效降低甚至消失，称作相恶；有些药物合用，可以减轻药物毒性，称相畏或相杀；有些药物合用则能产生毒副作用，称相反。单独使用一味药来治疗某种病则称单行。这是对药物之间配伍关系的系统论述，有利于最大限度地提高疗效并避免药物毒副作用的出现。

总之，多种中药配伍在一起并不是简单的相加，而是中医面对疾病这个"强敌"，组建起来的一支勇猛善战的"军队"，因此有了"用药如用兵，用医如用将"的说法。

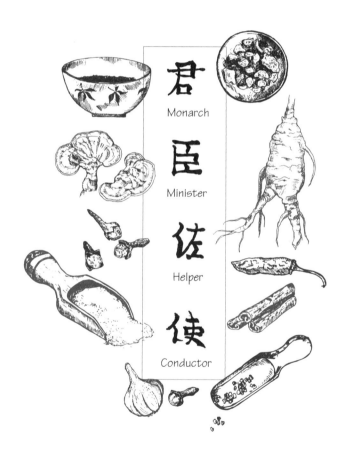

君臣佐使

Monarch

Minister

Helper

使

Conductor

✕ 君臣佐使

中药剂量

俗语说"中医的不传之秘在于剂量"。为了确保中药方剂的疗效，古人在重视药物配伍的同时，还非常重视中药的用量。一首中药方不仅要写明用什么药，更要标出每味药的剂量。药物用量不足，起不到治疗作用，用量过大，可能引起不良后果。此外，同一种中药不同剂量，有可能出现相反的药效。如小剂量三七有活血作用，大剂量使用却变成止血；小剂量黄芪（15克以下）有升高血压和利尿的作用，大剂量使用（50克以上）却可降压；小剂量生白术的作用是健脾止泻，大剂量（30-60克）则可益气通便作用；红花的作用更奇妙，小剂量养血、中等剂量活血、大剂量是破血。

如今，中药的计量单位是克，可是古人的计量单位却是五花八门，既有两、钱、分、厘等重量单位，也有斗、升、合等容量单位，甚至还有"撮""握""枚""片"等估算单位。中国古代的计量单位发生过几次大的变化。从明清时期开始，中国普遍采用16进制的计量方法，即1斤=16两=160钱。直到1979年才彻底改为国际统一计量单位（公斤）。为了便于和古方对比，1两=31.25克，1钱=3.125克（按照16进制换算）。有些中药店的老药师沿用旧习惯，配药全凭手抓，是名副其实的"抓药"。

医术精湛的中医还会根据患者年龄、体质、病情等不同，综合考虑每味药的用量，做到三因制宜、对症用药。因此，每一首方剂都是为特定患者量身定制的，是真正意义上的个体化医疗，也充分体现了中医学的人文精神。

PART 04
汤剂与成药

　　每一味中药都有独特的"性格"，即性、味、归经、有毒和无毒，称为药性。为了让中药药性得到很好发挥，中药专家发明了中药炮制、中药配伍、中药汤剂等方法。为了方便使用，中国古人发明了多种多样的汤剂和中成药。很多汤剂和中成药的配方跨越千年，至今仍在使用。

汤剂

　　汤剂指的是将中药饮片或粗末加水煎煮，去渣取汁，制成口服的液体剂型，也称汤液。中医常说"汤者荡也，去大病用之"，意思是说中药汤剂起效最迅速、药力迅猛，能迅速荡涤身体上的病邪。美中不足的，汤剂需要花精力和时间熬制。熬制中药也称煎药，至少需要三样必备材料：煎药锅、水和火。

药锅

　　据说，为了煎出一碗合格的汤药，伊尹试过很多不同材质的锅，最后

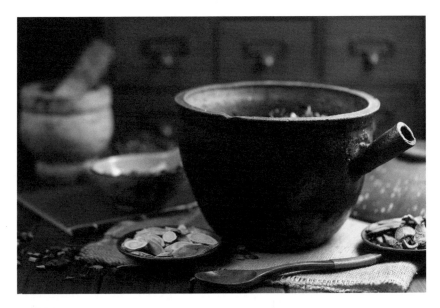

✕ 药锅

确定用陶器做煎药器具。商代流行使用泥制和泥夹砂灰陶，受热均匀、化学性质稳定、保温性能好，用它煎药不易和药物本身发生反应，不损害药性、药味，因此一直沿用至今。

水

古代医家对煎药用水非常重视。医圣张仲景有几首独特方剂，对煎药用水提出了特殊要求，如"茯苓桂枝甘草大枣汤"要用"甘澜水"煎药，"枳实栀子豆豉汤"要用"清浆水"煎药，"麻黄连轺赤小豆汤"则要用"潦水"煎药……其中，甘澜水又叫"千扬水"，要用勺舀起水抛到空中，再落回盆里，这样反复操作1000遍得到的水。清浆水得来更不易，需要先煮粟米，煮熟后放在冷水中浸泡5-6天，这个泡过粟米的水就是清浆水。潦水又称"无根水"，就是下雨天接的雨水。李时珍在《本草纲目》里专设了"水部",详细记载了28种水的特性、采集和使用方法。比如,早晨从井里打的第一桶水叫"井华水",有安神、镇静、清热、助阴等作用;秋天采集的露水具有润肺作用;温泉水又称"温汤",用来煎煮治疗风湿和骨关节病的方剂……抛开偏见,这些看似"玄幻"的做法恰恰体现了中医学独特的生命观和对生命现象的理解。水是生命之源,从这个意义上讲,无论怎样凸显煎药水的重要性都不算过分。

火

古人煎药大多用木柴、炭火、牲畜干燥粪便等,有"武火"和"文火"的区分。武火指火力大而急,文火指火力小而缓。煎中药时,用火通常是"先武后文",即先用大火将水快速煮沸,随之改用小火保持水微微沸腾,这样能确保药物中的有效成分充分释出。但是也有例外,煎煮治疗感冒的解表药和治疗便秘的泻下药通常需要大火快煎,以免挥发性药物成分大量流失,而补益类中药需要用文火慢慢煎煮。中医一般会在处方后面注明煎药方法和服药方法。

煎药

由于药物特性和用途不同,产生了一些特殊的煎药方法,归纳起来有先煎、后下、包煎、另煎、烊化、泡服、冲服、煎汤代水等8种。先煎的药大多是介壳类,矿物类、动物角、甲以及有毒性的中药。这类药提前煎煮目的是让更多有效成分释放出来或降解毒性成分。后下主要针对气味芳香的药物,如薄荷、木香、砂仁等。"后下"药在其他药物快煎好前5-10分钟才加入,能有效减少挥发性成分的散失。包煎指用纱布将那些粉末状、质地轻、黏性大、有毛茸以及细小种子的药物先包好,以免引起粘锅、焦煳,或影响口感。另煎主要针对贵重药材,如西洋参、人参、羚羊角等,目的是避免有效成分被药渣吸附。烊化,又称溶化,是针对胶类药物及黏性大且容易溶解的药物,如阿胶、鹿角胶、芒硝、饴糖等,可单独加热溶解与汤药一同服下。冲服是针对那些贵重且用量小的药材,如麝香、沉香、牛黄、琥珀、珍珠等,事先研成粉,用药汁或温水送服。有些药材为了增强药效,如三七、白芨、蜈蚣、全蝎、僵蚕、地龙等也用冲服的方法。泡服是针对一些有效成分容易溶出的药材,如大黄、胖大海、藏红花等,直接用热水或煎好的药汁浸泡半小时即可。煎汤带水的意思是先煎煮某些药物,取煎好的药汁代替水来煎煮其余药材,如方剂中的灶心土、玉米须、丝瓜络、金钱草等药就需要先煎代水。

中成药

因为煎药的煎煮、制备过程耗时、费力,中国古人又发明了可长时间贮存、方便服用的丸、散、膏、丹、露、胶、酒等一系列中药剂型。经过长期的临床观察、实践,以及历代名医的整理、完善,一些临床有效的方剂被固定下来,形成稳定的配方和制作工艺,于是中成药诞生了。中国历史上最早的中成药制药厂成立于宋神宗熙宁九年(1076年),名"卖药所"或"熟药所",后来又改称"合剂局"。从那时起,丸、散、膏、丹等中成药走进老百姓的生活。其中有很多品种历经千年,一直到今天还在使用。

丸

丸剂是由中药细末或提取物加入不同黏合剂制成的圆球状药丸,根据黏合剂不同可分为蜜丸(炼蜜)、水丸和糊丸(米糊或面糊)。丸剂不仅服

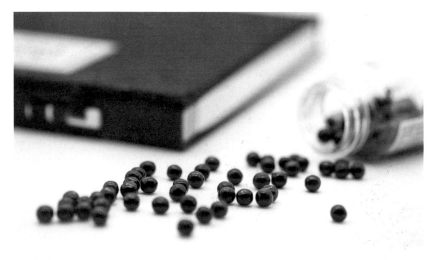

✕ 中药丸

用方便，而且可以长时间贮存，适合患慢性病需要长期服药的人使用。在中国南方地区的方言里，"丸"的读音与"缓"十分接近，因此有"丸者缓也"的说法。

散

　　散剂是把药物打成均匀、干燥的粉末，既便于外敷，也可以冲服。宋代以前的中药学著作里，出现频次最高的剂型就是散剂。《伤寒论》里有很多冠名为"散"的方剂，如五苓散、四逆散、瓜蒂散、当归芍药散等。若论散剂的知名度，名气最大的非"五石散"莫属。五石散又称寒石散，曾在魏晋时期的文人雅士中风靡，夺走了很多人的性命，因其使用不辨证，随便滥用，使人患病乃至死亡。

　　此外，散剂还有另外一个用途——防抄袭。宋代以后，中医药市场竞争激烈，各家中药铺为了配方保密，把中药都被打成粉出售，即便是中药鉴定高手，也很难分辨出配方的组成，有效地防止了同行抄袭处方。

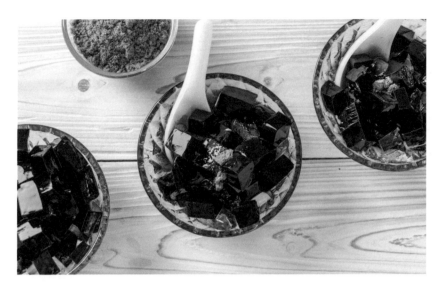

✕ 龟苓膏

膏

膏剂也是古老的中药剂型之一，最早的膏剂（马膏）出现在《黄帝内经》里，是一种外敷的膏药。《金匮要略》中出现了内服的煎膏，如大乌头膏、猪膏发煎等。明清时期膏方盛行，主要用一些滋补类方剂保健养生、预防疾病，如龟鹿二仙膏、茯苓膏、两仪膏、雪梨膏等。如今，中医养生膏方逐渐完善并演变为一种中国特色的养生文化。

丹

丹剂是带有道家气质的剂型。最初随着道士炼丹术而出现，丹剂特指道家的"外丹"，相传吃了可以长生不老。吃丹药得长生的"骗局"让历代皇室贵族深信不疑，历史上就有多位皇帝的死都和服用丹药有关。到后来，人们为了强调中成药的突出功效，或因为处方里含有贵重药品，也称作"丹"，如至宝丹、紫雪丹、大活络丹等。

著名中成药

在中成药大家族中，有一些疗效好、流传久、知名度高、制剂工艺稳定的中成药久用不衰，不仅形成自身品牌，而且成为中医药文化的"名片"，走出国门、走向世界。它们是中医药界的明星，如吴鞠通的名方安宫牛黄丸、桑菊饮；"系列"地黄丸：六味地黄丸、杞菊地黄丸、知柏地黄丸、金匮肾气丸；妇科良药乌鸡白凤丸、定坤丹、逍遥散；外科名药七厘散；刘完素名方防风通圣丸、六一散；张从正的名方木香槟榔丸、三圣散；李东垣的名方补中益气丸、朱砂安神丸；朱丹溪的名方大补阴丸、左金丸、保和丸、越鞠丸等；王肯堂的名方小儿健脾丸、五子衍宗丸、二至丸等。

很多老字号中药企业，如北京同仁堂、杭州胡庆余堂、广州陈李济和敬修堂、天津乐仁堂、武汉叶开泰、山西太古广盛号、上海童涵春堂、长沙劳九芝堂等，大多拥有独家秘制的制药技术，默默守护和传承着中国古代先民留给全人类的这份珍贵文化遗产。

服药禁忌

中国有句俗语："吃药不忌口，坏了大夫手"，意思是说吃中药时不能同时进食某类食物或药物，可以说是中医治疗的一大特色。中医强调忌口的主要目的在于调摄饮食、避害就利，充分发挥药物的疗效。

按照药食同源的理论，食物可分为三类：温热性（姜、蒜、辣椒等），平性（大米、玉米、花生等）和寒凉性（藕、梨、黄瓜等）。在服用中药期间，应避免进食与方药作用相反的食物，也不能食用降低药物效果的食物，如服用含铁质的补血药时不能喝茶。

中国民间还流行一种"发物"和"发食"的说法，指一类具有"发性"的食物。如果患有皮肤病或外伤，食用过多发性食物会使病情加重，或引起旧病复发。因此，发食也被中医列为忌口的范畴。

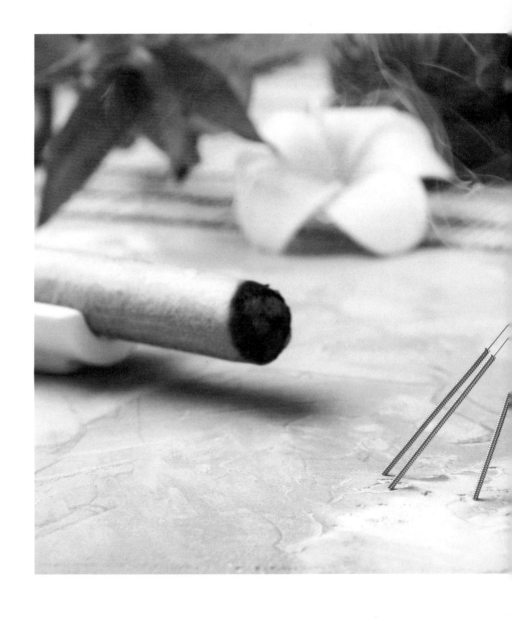

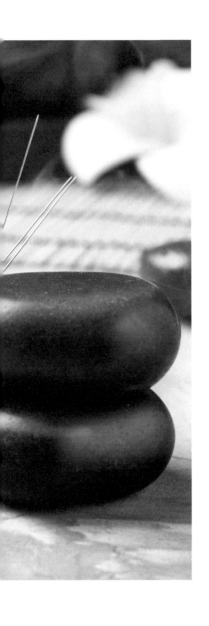

第五章

针 灸 奇 术

经络是中国古人标注人体结构和功能的特殊语言，就如同地球表面的江河湖泊，纵横交错，相互连通。针灸通过作用人体经络、腧穴，调节气血、化瘀止痛，从而实现内病外治。

中 医 药　　东 方 智 慧 之 学

✕

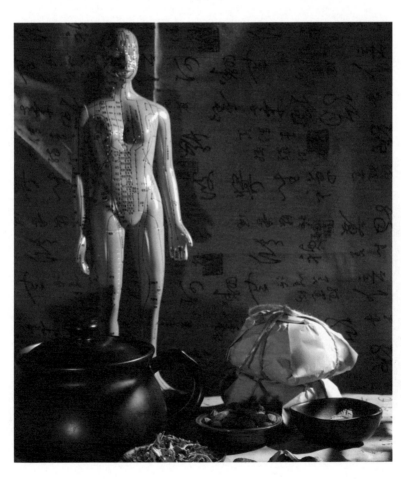

PART 01
针灸起源

　　针灸，"针"指的是针法，"灸"指的是艾灸。针和灸常常配合使用，有"针所不为，灸之所宜"的说法。针灸是中国传统医学独创的治疗方法之一，是中华民族的一项伟大发明。

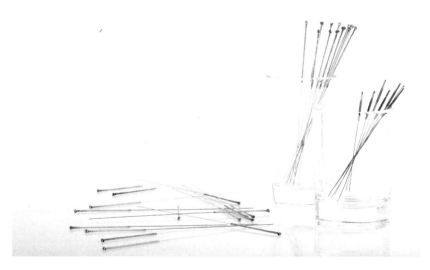

✕ 针灸

微针起源

上古时期，古人的皮肤疮痈、脓疮发病率很高。他们发现，用尖锐的石头刺破或切开疮痈排出脓血，不久就可以痊愈。到新石器时代晚期，先民们掌握了磨制更尖锐、更精细石针的技术，于是出现了专门的医疗工具：砭石。由此衍生出了一个非常重要的传统疗法：放血疗法。

但是，在当时的卫生条件下，用砭石刺破或切开疮痈存在一定的感染风险。经过长时期的反思、探索，古人开始寻找和制造更加适合穿刺的工具，逐渐衍生出石针、骨针、竹针、陶针、青铜针、铁针、金针、银针……1978年，在内蒙古达拉特旗出土了一枚战国至西汉时期的青铜针，针长4.6厘米，一端有锋，呈四棱形，另一端扁平有弧刃，可以用来切割脓肿，也可以用来放血治疗。1968年在河北省满城西汉中山靖王刘胜墓出土了4根金针和5根残损的银针，针长在6.5～6.9厘米之间，针体上端有方柱形的柄，比针身略粗，柄上有一小孔。据专家研究，这批金、银针与《灵枢·九针十二原》里"九针"的形制相似，为研究者提供了古代九针的一部分原形。随着这些出土文物的面世，微针的起源及演变历程越来越清晰地展现在我们面前。

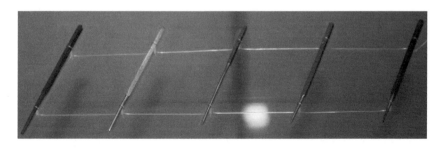

╳ 金针、银针

艾灸起源

艾灸又称艾灸疗法，是以艾绒为灸材，通过熏烤人体穴位发挥温阳补气、温经通络、消瘀散结、补中益气等功能，从而达到防治疾病的目的。这种独特疗法的灵感来自我们的祖先用火来抵御严寒，以及用烧热的石头贴敷祛除病痛。

根据《诗经》《左传》《庄子》《孟子》以及马王堆汉墓出土的《五十二病方》等古书记载，古人试过很多种"灸疗"材料，如松、柏、枳、橘、榆、枣、桑、竹、艾等。

艾绒来自一种菊科、蒿属植物艾草的叶子。艾草全身都是药，有温经、祛湿、散寒、止血、消炎、平喘、止咳、安胎、抗过敏等作用。用来制作艾绒的艾叶需要晒干后存放 2 ～ 3 年，再捣碎制成艾绒或艾条，因此有

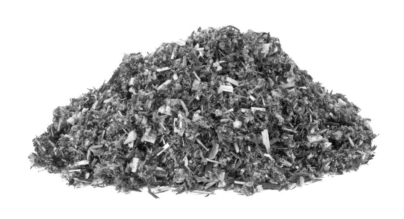

✕ 中药艾草

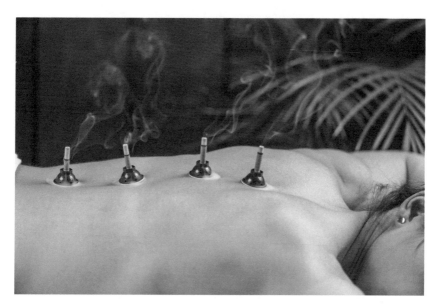

✕ 艾灸

"七年之病当求三年之艾"的说法。药店销售艾绒时常常称自己的是"蕲艾",是因为蕲州出产的艾草叶厚绒多,药力最大,被认为是品质最好的灸材。然而,艾绒从什么时期开始被用作灸材,至今没有明确的说法。

艾草最早是用于"取火"和保存火种的材料,被用作灸材也许是一次巧合,被戏称"玩火玩出来的中医疗法"。《黄帝内经·素问》的"异法方宜论"提到,在中国寒冷的北方地区,居民因体质和生活习惯等原因,容易得"满病"(腹痛、胀满),适宜用灸焫(ruò)治疗。

PART 02
针灸疗法

广义上讲，作用于经络、穴位的治疗方法都属于针灸疗法的范畴，如针刺、艾灸、拔罐、刮痧、刺血、穴位贴敷、穴位埋线、耳针等。针灸疗法是中医体系中最神奇的医疗技术之一，直到科技高度发达的今天，我们仍然无法揭示针灸神奇疗效背后隐藏的医学原理。

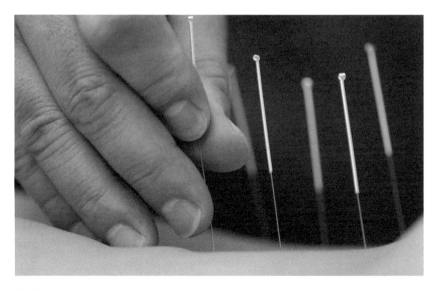

╳ 针灸

得气

体验过针灸治疗的人都能感受到针刺部位出现的酸、胀、沉、麻、电、蚂蚁爬行等感觉，在针灸学中称"得气"（现代称"针感"）。技术高超的针灸师还能通过一定手法让患者出现体温升高、发热的感觉，称"烧山火"；反之，也可以使患者体温降低、针刺部位感到丝丝凉气，称"透天凉"。针灸治疗中是否得气直接影响治疗效果，因此中医常说"刺之要，气至而有效"（《灵枢·九针十二原》）。如果针刺后没有得气的感觉，针灸师通常会停留一会儿，等候经气到来，称"留针候气"。此外，针灸师还可以通过振颤、弹拨、撵转针灸针来"催气"，使气血运行通畅。

中医理论认为，"虚则补之、实则泻之"，除了吃中药实现补、泻之外，针灸手法也可以做到补和泻。通常，轻、柔、缓的弱刺激手法是补，而重、刚、疾为主的强刺激手法为泻。

灸法

从古至今，灸法已经从单纯的艾炷发展为多种灸法，常见的有艾柱灸、艾条灸、温针灸和温灸器四类。艾炷灸在临床上最常用是直接灸和间接灸两类。间接灸，就是根据患者的体质、证候特点，选取生姜片、生蒜片、盐、附子饼、黄土等作为间隔材料实施艾灸治疗。艾条灸方便易学，适合居家养生保健。温针灸是针刺与艾灸完美结合的创新疗法，又称针柄灸。简单说，就是在留针过程中，将艾绒搓团包裹在针柄上点燃，通过针

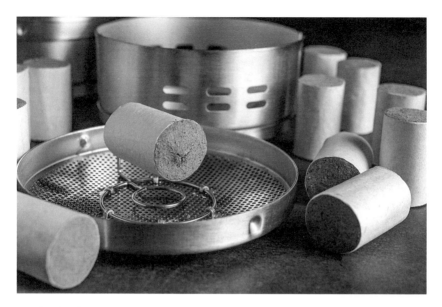

✕ 艾炷和温灰器

体将热力传入穴位，具有温通经脉、行气活血的作用，适用于关节痹痛，肌肤麻木等病症的治疗。后来，中国人发明了各种款式的温灸器，只要将艾条或艾绒置入温灸器内点燃，就能安全、舒适的享受艾灸疗法，大大推动了艾灸疗法的推广和普及。

PART 03
推拿按摩

  推拿，古时候也称"按摩"，因此推拿和按摩经常混用。推拿是一种自然疗法，起源于人类本能的自我防护反应。远古先民在繁重而艰苦的劳动中，发生损伤和疼痛是常有的事情，人们会不自觉地用手抚摸、拍打伤痛

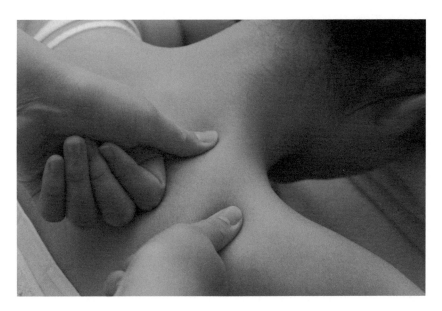

╳　推拿

局部及其周围，以减轻痛苦；人们的肢体受冻时，也会以摩擦取暖；在打呃、咳嗽时，往往会情不自禁地去拍打胸背部……智慧的先民不断从中总结和积累经验，按摩逐渐从无意识的偶然动作演变成系统的治疗方法和养生保健技术。根据不同作用，推拿按摩常分为三大类：保健类、休闲类和治疗类。

保健类按摩的主要目的是恢复肌肉和神经的活力，帮助人体摆脱亚健康状态。休闲类按摩主要利用人体的五大感官功能，即听觉、味觉、触觉、嗅觉、视觉感觉氛围的整体影响，配合按摩手法达到人体身、心、灵放松。现代SPA就属于休闲类按摩的范畴。而治疗类按摩则是专业医疗活动，分为正骨、点穴、气功推拿、小儿推拿等很多分支流派。尽管流派众多，但是推拿按摩的原理基本一致，即疏经通络、纠正紊乱的解剖关系，起到活血化瘀和止痛的作用。

按摩和导引

先秦时期常将"导引"和"按摩"联系在一起。长沙马王堆汉墓出土的帛画《导引图》包含很多捶背、抚胸、按压等动作，并注明了各种动作所防治的疾病。黄帝"九针"中的圆针和鍉针实质就是按摩工具。东汉名医华佗被公认为是按摩治疗和导引按摩的先驱者。他发明的五禽戏既是导引养生的健身功法，也是治疗骨伤、四肢关节疾病的治疗方法。直到现在，推拿学仍十分强调手法治疗与功法训练配合的重要性。中国传统功法如易筋经、五禽戏、太极拳也与中医推拿按摩有着不解之缘。

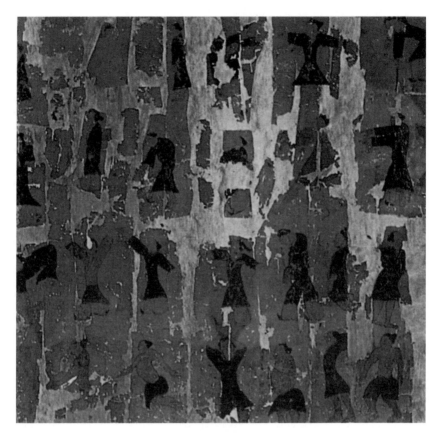

✕ 马王堆引导图

捏脊

　　中国的家长都会一种帮助宝宝健康成长的按摩术——捏脊，在民间也叫"擀皮""捏背""提背"。操作方法很简单，让宝宝放松地趴在床上或大人的腿上，露出整个后背，家长用双手同时捏起脊柱两边的皮肉，从尾椎骨一直捏到颈椎骨，重复3～5遍。这个手法能很好地改善幼儿食欲不振、消化不良的问题，中国民间称"积食"。因此，捏脊也被称作捏积。

捏脊疗法最早见于晋代葛洪的《肘后备急方》，是治疗急性腹痛的方法，后来逐渐演化成专门针对儿科保健的手法。根据中医经络学说，人体背部的正中为督脉，督脉的两侧是足太阳膀胱经的循行路线。在膀胱经上有一系列与脏腑相对应的穴位，叫背腧穴，都是五脏六腑在体表的反应点。捏脊时，通过两手沿脊柱两旁由下而上连续挟提肌肤，不仅能刺激督脉，还能作用到膀胱经，有助于疏通经络，促进气血循行，改善五脏六腑。

运动按摩

随着现代竞技体育和全民健身运动的深度开展，运动后快速恢复体力、消除疲劳，调整和保持运动者的良好心理状态，最大可能地提高运动成绩等问题成为人们关注的焦点。研究表明，运动按摩在调整运动员的竞技状态，增进和发挥运动员的体能潜力方面作用显著。

运动按摩分赛前按摩、运动中按摩和恢复按摩。赛前按摩，通常在比赛开始前30分钟内完成，侧重于运动员赛前状态的调整，帮助运动员尽可能达到一个生理、心态自然放松的状态。运动中按摩主要用于某些特殊的运动项目，如跳远、拳击、体操、投掷等，利用比赛中短暂的运动间歇，采用运动按摩的手法迅速消除运动员的肌体疲劳、保存体力。运动后按摩，又称恢复按摩，其主要目的是帮助运动员在激烈的运动训练或竞赛之后，消除疲劳，恢复体力。

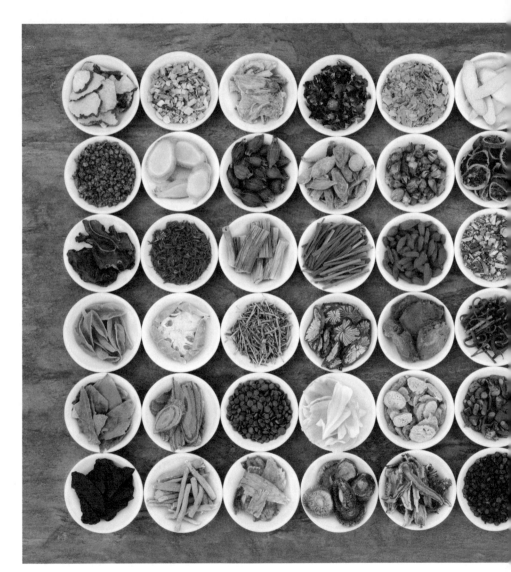

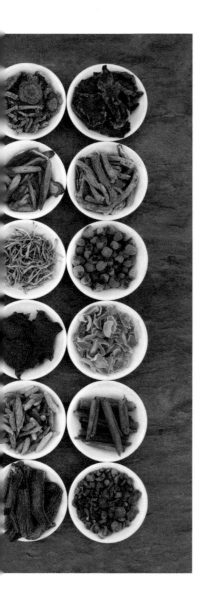

第六章

中医养生

"养生"一词最早出现在《庄子·内篇》，又叫"摄生""保生""道生"，意思是保养或调养生命。养生理论的形成始于《黄帝内经》，被认为是中医学理论体系的重要组成部分。

中医养生理论的核心是顺应自然规律、调和阴阳，主导思想是预防为主，即治未病，通过"养慎"实现"终其天年，度百岁乃去"的理想。

中医药　东方智慧之学

✕

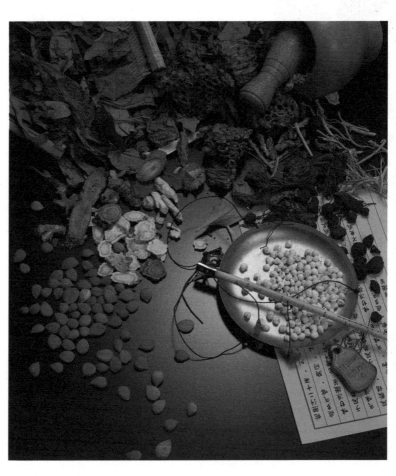

PART 01
顺应自然，平衡阴阳

在中医看来，人、自然、社会构成一个有机的整体，彼此之间时刻在进行物质、能量和信息的交换，人从出生那天起就受到自然规律的影响。因此，养生的总原则就是顺应自然规律，"法于阴阳、和于术数"。

顺时养生

顺时养生，即顺从四季、时辰、气候等变化特点调养身体，从而达到养生保健之目的。古人观察大自然中"阴阳"的转化规律，把一年划分为春、夏、秋、冬"四季"和24个"节气"。四季更迭中又蕴藏着气候的寒、热、温、凉的变化，以及自然万物春生、夏长、秋收、冬藏的运行规律。根据中医"天人相应"的思想，人体需要顺应这个规律，春季防风、夏季防暑、秋季防燥、冬季防寒。在每个季节转换的节点，适时增减衣物、调试身心、合理膳食，就不会受自然界"风、寒、暑、湿、燥、火"的影响，也就不会诱发各类疾病。

此外，每一天也相当于一个"浓缩"的四季。早上是春天、中午是夏天、晚上是秋天、半夜是冬天。中国古人习惯用时辰计时（一天分为12个时辰），每天的夜里23点到凌晨1点是子时，相当于一年中的冬至，中午11点到1点是午时，相当于一年中的夏至，是阴阳相交的时刻。中国古人提倡睡"子午觉"，在子时之前入睡，在午时打个盹儿，休息片刻，有助于心肾相交、水火相济、阴阳协调。同理，早上5点到7点是卯时，相当于"春分"；傍晚5点到7点是酉时，相当于"秋分"。人体在卯时醒来、起床活动，开始一天的工作和学习，在酉时到户外适度做些运动，让周身气血畅通，达到"正气存内"的状态，病邪自然无法侵犯了。

春夏养阳，秋冬养阴

古人对于如何顺时养生还给出了具体的做法，即"春夏养阳、秋冬养阴"。

春夏之际，大自然一派欣欣向荣的繁茂景象。与之相适应，人要适当晚睡早起，增加户外活动；另一方面，还要补充足够阴液、阴津，如多饮水，多吃滋阴生津的蔬菜瓜果，少接触生冷、寒凉等损伤人体阳气的食物和环境等。中医认为，春季适宜养肝、夏季适宜养心。春季可多吃点辛辣食物，比如葱、蒜、青椒等，起到顺养肝气的作用，食用一些嫩芽类食物，如豆芽、香椿芽、芦笋等，能舒展肝气。此外，春天要减少脂肪的摄入，适当增加富含蛋白质的食物，如蛋类、牛奶、鱼类、豆制品等，以增强免疫力。夏季瓜果蔬菜大量上市，其中西瓜、黄瓜、桃子、苦瓜是很好

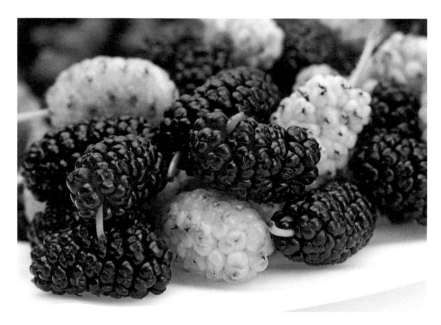

✕ 桑葚

的"养心"瓜果，而菠菜、芹菜、土豆、西红柿则是"护心"的好蔬菜。

　　反之，秋冬之际，万物收敛和收藏。人体也需要进食一些高营养、高能量的食物来填补阴精、培补肾元；另一方面，人要固护阳气，早睡、晚起，防寒保暖，减少户外活动，心态上也尽可能调试到恬淡虚无的状态。中医认为，秋季适宜养肺、冬季适宜养肾。秋季适宜多吃一些滋阴润燥的食物，如百合、葡萄、桑葚、梨、甘蔗、莲藕、胡萝卜、杏仁、银耳等。秋冬季为人体最适宜进补的季节，可以适当多吃一些"燥而不腻"的平补之品，如茭白、南瓜、莲子、桂圆、黑芝麻、红枣、核桃仁等，也可以常吃一些有温热性质的食物，如羊肉等。

PART 02
饮食有节，起居有常

中国古人非常重视饮食和日常起居生活。《素问·脏气法时论》提出："毒药攻邪，五谷为养，五果为助，五畜为益，五菜为充。气味合而服之，以补精益气……"大概意思是：药物是用来治病的，五谷杂粮是用来养生的，其他副食作为日常饮食的辅助、补充和调剂。

五谷为养

中国古人所说的"五谷"通常是稻、麦、黍（shǔ）、稷（jì）、菽（shū）。水稻和小麦至今还是中国的主要粮食作物；黍和秫常并称，类似于现在的高粱或糯米；稷类似于现在的小米；菽类似于现在的豆类作物。按照药食同源的学说，五谷有健脾、养胃、益气、补血等功效。因此，中医学推崇的膳食结构是以粮食为主，以果、肉、菜类为辅。中国古人"五谷为养"的思想与当代营养学的"膳食金字塔"有着相似的理念。如今，西方营养学家推荐的"地中海式饮食"最底层就是由谷物类食物构成，如大

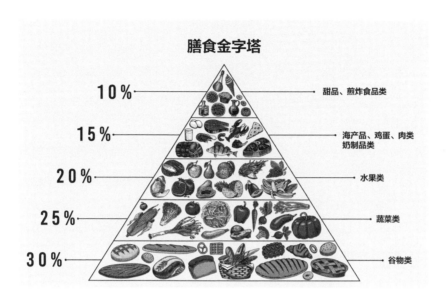

膳食金字塔

10% —————— 甜品、煎炸食品类

15% —————— 海产品、鸡蛋、肉类
　　　　　　　奶制品类

20% —————— 水果类

25% —————— 蔬菜类

30% —————— 谷物类

✕　膳食金字塔

米、全麦面包、玉米、土豆等，第二层是蔬菜，第三层是水果，第四层是海产品、鸡蛋、肉类奶制品；最高层是甜品、煎炸食品。以谷物类食物为主的膳食结构，对预防代谢性疾病，如糖尿病、肥胖、心血管病有积极作用。

　　当然，中西方人种存在差异，体质特征、饮食习惯都有很大不同，不能片面照搬西方人的膳食。事实上，中医学"五谷为养"思想提供的是一套合理搭配、平衡膳食的养生理念和思维方法，这才是中国古人的养生大智慧。

起居有常

起居有常的关键是"常",即规律、节律、常规。中国古人早已认识到:不良生活习惯和无规律的生活方式是疾病的根源,提出日常生活中的作息要顺应自然界的昼夜晨昏和春夏秋冬的变化规律,合理安排起居作息,妥善处理生活细节,保持良好生活习惯,建立符合自身生物节律的活动规律。正如孙思邈所说:"善摄生者卧起有四时之早晚,兴居有至和之常制",强调的就是日常起居、生活要有规律。

现代科学研究也证实,人体内的"生物钟"与自然界的昼夜节律相对应,维持人体生物钟的规律运行,有利于人体的健康。

PART 03
形神共养，动静相宜

《内经》有"形与神俱"的说法。其中，"形"是指人的形体、身体，包括肌肉、血液、筋骨、脏腑等是构成生命的基础。"神"则是人的精神思维活动，包括情感、意识、思想、思维等。人的精神和形体是不可分割的统一体，只有形神协调，才能维持生命健康。

养形体

"形乃神之宅"，健康的形体是良好精神活动和各项生理功能正常运行的基础。要维持形体健康，首先要依赖饮食调养，坚持"五谷为养""饮食有节"的原则，保证人体营养均衡、脾胃调和。其次要坚持运动锻炼。中国有句名言："流水不腐、户枢不蠹"，说的就是运动的重要性。中国古人还发明了多种传统运动养生的功法，如五禽戏、八段锦、太极拳、易筋经等，通过调身、调息、调心达到精气神的和谐统一。

"生命在于运动"，但要做到适度运动。每个人都需要找到并培养一套适合自身的运动方式，然后持之以恒。

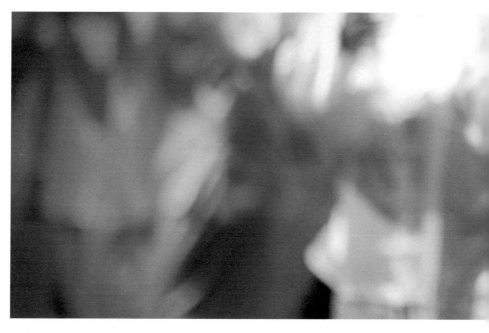

✕ 太极拳

动静结合

中医养生方法倡导身心共养、刚柔相济、动静结合，这个理论在太极拳里得到了完美体现。太极拳是中国优秀传统文化遗产，是阴阳学说的外化形式，其一招一式都由各种圆弧动作组成，以意领气、以气运身、整体协调、轻柔连贯。练习者要锻炼用意念引领身体的活动，通过呼吸协调身体的动作，从而达到内外合一、形神一体。现代研究表明，长期练习太极拳的人，神经系统的灵敏度、反应力等显著增强，人体气血运行显著提升，人体各个感官的功能增强。长期练习太极拳还能有效强化人体呼吸系统的作用，促进血液循环及物质代谢，使筋骨强健、心神安宁、情绪稳定、稳健豁达。

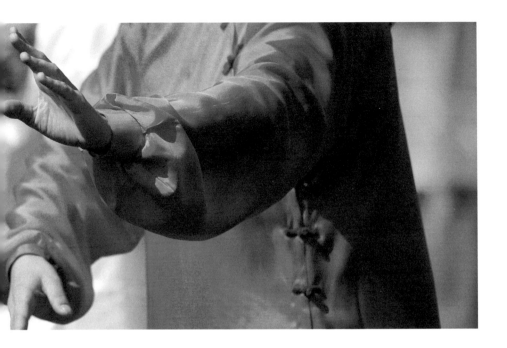

动能养形，静则养神。除了习练太极拳、八段锦等动功，中国古人也重视静功的修炼，如打坐（禅坐、静坐）、站桩（静立）、静气功等。通过精神上的自我控制与调试，摒除浮躁、紧张的情绪，使身心获得宁静、松弛、平稳的状态。现代人流行练习瑜伽、冥想等，其原理与中医学养生理念异曲同工之妙。

总之，养神需要均衡营养、平衡膳食、体育锻炼，养形需要清虚静定、恬淡虚无、精神内守。真正做到这一点，就能保持苛疾不起的自然健康状态了。

PART 04
正气存内，邪不可干

中医学认为，疾病的发生与正气、邪气两个方面的盛衰转化有关，提出"正气存内，邪不可干"的观点。这里的正气是与邪气相对，泛指人体之中具有抗病、祛邪、调节、修复等作用的一类细微物质。"正气存内，邪不可干"的意思是维护好正气，就能很好地抵拒病邪入侵，身体就能保持健康状态。那么，怎样才能让正气"存内"呢？

养浩然正气

"浩然正气"一词源自《孟子》，孟子认为人性本善，只要保养好与生俱来的"善"和"仁"，如婴儿般质朴和天真，就能避开人世间很多烦恼与纷争，也能保持精神愉快、心理健康。孟子的思想深刻影响了中医学养生理论的构建，在道德品格的层面形成"仁者寿"的思想。

养生和追求健康长寿的大前提是滋养自身的浩然正气，成为乐观豁达、善良正直、清心寡欲、内心坦荡的君子，"达则兼济天下、穷则独善其身"。在现实生活中，一个懂得关爱他人、乐于助人的人，通常能做到不为外物干扰或诱惑，保持稳定平和的心理状态，并构建起良好的社会关系。正如世界卫生组织最新健康定义所说，健康不仅是身体没有疾病或虚弱，而是一种身体上、精神上和社会事宜上的良好状态。由此可见，"仁者寿"是带有中国传统文化烙印的"大健康"理念，具有极高的思想性和理论意义。

通调脏腑

根据中医学理论，导致人体生病的原因除了外因（六淫）和外伤、虫蛇咬伤等外界因素外，还有因自身因素而造成的疾病。据此，张仲景在《金匮要略》中提出"五脏元真通畅，人即安和"的理论，意思是说人体的肝、心、脾、肺、肾五个脏器如果元气（精气）充沛畅达、气血流通有序，就能保持健康状态。

五脏元真通畅是人体健康的表现。中医学中的五脏指的并不仅仅是五个脏器，而是通过五行学说联系起来的五个功能系统，它们之间彼此联系，构成与天地相应的有机整体。其中的任何一个脏器出现异常，整个系统的运行都会紊乱。

养慎

张仲景在《金匮要略》中对如何维持"五脏元真通畅、人即安和"给出了非常详细的解决方案，即"养慎"和"治未病"，通俗讲就是谨小慎微的自我养护，未病先防。具体做法是：谨慎地养护正气，不让邪气侵犯人体经络。

假如邪气侵犯了经络，要及早干预，可以选用一些传统疗法，如推拿按摩、针灸等，使周身气血通畅。要遵纪守法，避免行刑之苦。要提防凶禽猛兽、虫蛇及各种自然灾害所造成的意外损伤。生活方面，避免过度疲倦劳乏。着装要随季节增减，饮食要注意五味协调，不偏食……

这些流传了两千多年的古训让我们真切地感受到中医学对生命的尊重、理解和敬畏。医乃仁术、医者仁心，中医学的伟大恰恰就隐藏在这份谨小慎微的叮嘱中。正因如此，中医药学形成独特的人文精神和文化魅力。医道唯实，中西同途。人类对健康、幸福、长寿的向往和追求，正在促成传统医学和现代医学的融汇、结合、协作、补充。中医药，这个东方智慧之学不仅是打开中华文明的钥匙，而且正在为全球防疫、人口老龄化、慢性病管理做着重要贡献。中医药是传统的，也是现代的；中医药是中国的，也是世界的。